フリーランス独り旅 Again

著 藤長義二

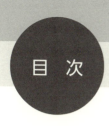

目次

第1章 再度、原点回帰
〜フリーランスまた独り旅？ ……………… 3

第2章 今昔物語
〜変わらないから古くならない ………… 23

第3章 （私が）これからやるべき仕事 ………… 56

第4章 フィクション20××年 …………… 94

あとがき

第1章　再度、原点回帰〜フリーランスまた独り旅？

　私の前著「フリーランス独り旅」では、私がフリーなコンサルタントとして自営して来た今までを、非常に雑駁に振り返ったが、今回は、なぜフリーランスを選んだのか？　そして、その結果「今は？」をもう少し丁寧に話してみたいと思う。

　昨今フリーランスという単語がさまざまなメディアで取り上げられている。厚生労働省も、2017年11月21日の日本経済新聞で「副業を認めるモデル就業規則」を発表し、フリーランスの存在を後押しする構えである。

　実は私には、どれが本業でどれが副業という区分は存在しない。どこかに重点を置くということは、もう一方あるいはその他には重点を置かない、あるいは軽めに関わるという感覚がどうしてもつきまとう。しかし、「軽め」とされた所（クライアントや雇用主）は、そのような関わりを求めているとは思えない。全力を尽くすことを求めているはずである。

　強いて言えば本業とは私を磨くこと、能力開発に絶えず真剣なことであり、その私の本業を雇用主、顧客、クライアントが「（時間の切り売りではなく）買ってくれる」契約を結ぶことだと理解している。

1. きっかけ〜禍福は糾える縄の如し？

　大学時代を振り返ると、私は全く学生らしくなかった自分を思い出す。大学2年生の春、当時の私は、中目黒から徒歩15分ほどの目黒区東山に木賃アパートを借りて住んでいた。山手通りから蛇崩通り（駒沢周辺に東京オリンピック会場があったから、オリンピック通りとも呼ぶとも聞いた）に入ったすぐ左側に「マリノ」というレストラン？　と呼ぶにはちょっと…だけど、結構雰囲気の良い店が

あり、帰り道にスパゲティだのピザだの、一等奮発して鉄板の上で湯気をたてるハンバーグだのを頬張っていた。オーナーは久保木さんという、当時30代半ばを越したくらいの人で、一人で料理、片付け、洗い物を切り盛りしていた。初めて私がマリノのカウンターに座った時、「俺、久保木。君、名前は？」といった調子で、久保木さんとはすぐ仲良くなった。それからは、「今日、ヒマだったらちょっと手伝ってよ」と言われるようになり、まるで友達みたいな感じで久保木さんを手伝うようになっていた。マリノを介して最初に友達になったのは、ヴェジタリアンのインド人留学生、Raoさんだった（留学生とはいうけれど、随分老けて見えた）。Raoさんは私のアパートのすぐそばにある大きな一軒家に住んでいて、かなりのお金持ちらしかった。2年後に招待された彼の母国の大邸宅は、まさにインドの階級社会を象徴していて度肝を抜かれた。

次に仲良くなったのが、Jayと自称する国籍不明人で、アメリカの企業にいて日本へ派遣されたばかりということだった。私は、英語のやりとりで合格したのか「うちで働かないか？」と誘われ、彼の事務所兼住宅へ連れて行かれた。その時点では、まさかこの出会いが私の将来の働き場所を決めることになるとは夢にも思わなかった。「時給2ドル」これが提示された条件で、時間がある時に事務所に行って書類の整理をして欲しいとのことだった。事務所を見てびっくり。一体何年分なのかと思える書類の山。聞けば、JayさんはニュージャージーJersey州にある心臓カテーテルを中心にした総合カテーテルメーカーに勤めており、日本を拠点にしたアジア全体のマーケティング責任者なのだという。事務所は彼の他に誰もいない。1人で奮闘する彼の姿と、アメリカへの憧れもあったから働くことを決めた。

当時はニクソンショックの前だから、1ドルは360円。時給2ドルなら720円。もし、6時間働くと4320円だ。20日働いたら？　と、

第 1 章　再度、原点回帰～フリーランスまた独り旅？

捕らぬ狸の皮算用をしてしまった。親からの仕送りは 1 ヵ月 4 万円だったが、これは当時の大卒初任給とほぼ同水準で、アパートを借りて食事をすればほとんど残らない。そこへ来たチャンス。Jay さんの部屋の鍵を預かり、明日から出入り自由になった。

　しかしこの書類の山をどうするか？　ファイリングするにしても何をキーにするか？　その夜、考え抜いて出した結論は我ながら見事だったと思う。カテーテルを購入するお客は病院である。ドクター、看護師、用度といった部署は後から知ったが、購入責任者をまず目次のように整理しようと決めた。日本国内の病院のリストを霞が関の政府刊行物センターで探して購入。そこで「はた」と困った。Jay さんはアメリカの銀行口座で小切手を切り、それを換金しなければならない。クレジットカードなんて知らない時代の話で、東京銀行が外国為替専門の銀行だと初めて知ったのもこの時だった。まず日本を片付ける方針で病院カードを作成していった。病院カードの次は Jay さんが持っていた名刺を基に、ドクターカード、ナースカード、用度担当カードというように作成する予定である。さらにそのうえで山積みの書類の一つひとつが誰に宛てられたものかをリファレンスとして書き出し、カードの裏面にそのリファレンスと日付を記入していった。Jay さんには私が考えた整理の方法を説明し、必要備品の概算費用を示して本社からの承認も受けた。

　それからは、学校もそこそこに事務所に行き、カード作成に没頭した。もちろん英文である。幸か不幸かこの時期の大学は 70 年安保の余波で学園紛争真っ只中にあり、出席カードの提出は誰かに頼めばほぼ問題はなかった。出席カードをお願いできる人に頼みまくって、私はこの作業に熱中した。大学は籍を置いているだけで働きまくった。週給を 4 回もらって、その合計が 10 万円を超える時もあった。ある日 Jay さんが、1 枚のペーパーを見せて私の時間当たりの作業量を示した。狡いことはしていなかったから胸を張ったが、作

業量のばらつきには驚き、生産性をきっちり見てコストパフォーマンスをチェックするアメリカ企業というものに舌を巻いた。

現在はPFP（Pay For Performance）という言葉が盛んに使われているが、アメリカではすでに40数年前から、それが作業量と支払われるコストを見る物差しとして使われていたのである。恐るべしアメリカ！

この作業は忍耐以外の何物でもなく、毎日同じことの繰り返しであった。日本の病院カードが完成し、ドクターカード、ナースカードなどが完成して書類のリファレンスに目処がついた頃、事務所の紙の山は一気に3分の1になった。まだ日本国内の市場が中心のマーケティングだったのである。Jayさんは出張する時に目的地のカードを持って出かけた。「カードとリファレンスはキーワードの宝庫で、顧客に会う時ものすごく便利だよ」このやり方をクロスリファレンスシステムと名付けたのはJayさんであるが、ある日このシステムを会社の事務改善委員会に応募させようということになり、私は概要説明書を作った。ニュージャージー州の本社へ郵送して3ヵ月後、このシステムがその年の事務改善委員会で会長賞をとったと知らされた。日本の大学生が考案した方法が、世界企業の会長賞である。Jayさんは我がことのように喜んでくれて、会社規定で東京——ニューヨークのパンアメリカン航空のなんとファーストクラスを手配してくれると言う。「そんなもったない」と、エコノミークラスにしてもらい、その差額を滞在費に充てることにした。副賞の賞金も滞在費にしてもらい、真夏の1ヵ月をニュージャージー州マレーヒルで過ごした。Jayさんの会社の会長だったJack Walshさんの家に寄宿させてもらい、夢のような夏休みを過ごした。

アメリカといえば子供の頃、「ハイウェイパトロール」というアメリカのテレビ映画を父親が観ている横で、登場人物のセリフが日本語に訳されて表示される（いわゆる字幕スーパー）のを見て「あれ

は何なの？」と聞いたことがあった。これがきっかけで英語の存在を知り、「英語を習いたい」という私の一言で、当時中学校の校長だった父親が、近所にあった教会のオーストリア人の神父さんご夫妻に英語のご教授をお願いしてくれた。毎日とにかく30分、教会に通った。放課後の遊びたい欲求を抑えてである。それがこういう形で報われ、真っ先に父親へお礼の電話をしたが、おそらく何のことなのかは伝えきれなかったと思う。ずっと後になって、母が私に「お前は遠くに行ってしまったね」と一言。それを聞いた時の私の気持ちを何と表現したら良いだろう…。

小学生の頃から憧れだったアメリカ、その初めてのアメリカで1ヵ月間を過ごし、いつか自分の力でここに来たい、住んでみたいという気持ちを強くした…。それを実現したのは40歳を超えた時だった。しかし、私は思う「夢を実現するには夢を持たなければ実現しようもなく、思い続け、チャンスを求め続ければ、必ずチャンスに出会える」と。

2. 学びを通じて

私のような無手勝流で何の資格すら持たない人間が、フリーランスとして今日まで生きて来られたのは、夢を追いかけて来たからだとつくづく思う。もちろん両親をはじめ、今の私に通じる先祖からいただいた幸運もあったとは思うが…こういう理解に達したのは、私の生涯の師である高原覚正*先生のおかげである。

高原先生から聞いた話「自分の名前に否定形をつけてみなさい。私なら覚正を否定すると不覚正です。正しく覚醒せよと先祖から願いをかけられたにもかかわらず、今になってもウロウロしている自分。そんな自分が情け無く悲しい。なんとか先祖が願いかけてくれたところを目指そう。それが私の人生なのです」何ということだろう。「すごい」いや、「ものすごい」と思った。親鸞の教学で一家を

---

*高原覚正：真宗大谷派西覚寺住職（故人）

為した高原先生が、今もそう思って生きておられる。未だ足りていない、未だ到達していないと求め続けている。

　藤長義二「義を唯一無二のものとして生きよ」——私の先祖や両親は、こう私に願いかけてくれた「堅く正義を守れ。我が身を顧みず、他のために尽くせ」と、ところが私の今はどうだ？　100％なんてとんでもない。その正反対にいるのかもしれない。ならば、たとえ1％でもそれに向かって生きよう。最後の最後まで。そうでなければ私は先祖、両親の願いに応えられない。涙が止まらなくなった。先祖、両親が願いかけてくれた崇高な世界。私は一体何をしているのだろう？　この問いは高原先生から学んで以来、40年が経っても私のそばにずっとある。幸せな人生を送って来られたと思うのは、おそらく高原先生のこの言葉がずっとあるからだと思う。生きることの道標——それを持って生きて来られたのは「有り難い」こと以外の何ものでもないだろう。

　全否定してみる——高原先生の教えは、おそらく名前に限ったことではない。自らの能力、仕事、今の社会、さまざまな制度。それも一度否定し、再構築することの重要性を説かれたのだと思う。

　この本を書き出した時に考えたのはまさにそれであった。

　まず自分の能力、仕事を否定するための材料を、そして私が生きて来た医薬品産業のことは、フィクションとして問いたい。今あるものをあえて前提とせずに——である。

3. 次の時代〜ライフワークかライスワークか

　disruptive とは、「破壊的な」という意味であるが、実は Disruptive Innovation というように、前時代の技術などを大きく革新し、新しい時代を切り拓くといった肯定的な意味であると私は考えている。

　その現代版が、インターネットや iPhone に代表される非常に使

第1章　再度、原点回帰～フリーランスまた独り旅？

いやすいハンディターミナルだといえるが、それらの登場が、まさに少し前まで当たり前だった社会システムを破壊し尽くしている感がある。しかし、この場合の破壊は廃墟をもたらすのではなく、もっと利便性が高く、かつ低コストの社会システムを産み出している。「revolutionを一音一音分解すると、to love ruin（廃墟）になる」なんていう言葉遊びを高校生の頃にやったのを思い出すが、その当時に今の社会を想像できていたのは、手塚治虫と藤子不二雄くらいだったかもしれない。言わずと知れた「鉄腕アトム」、「ドラえもん」である。わが家の11歳の息子は、その知識を4歳、5歳くらいまでは「ドラえもん」から、今は「You Tube」から仕入れているんじゃないかと思うことがある。彼は、レコードやカセットテープ、CDといった媒体の存在をほとんど知らない（かろうじてDVDくらいだろう）。今はダウンロードの時代であり、聴きたい時、観たい時にお目当てのものを無制限に堪能することができる。人間の欲求をこれほどまでに見事に実現させた現代のメディアの威力は、おそらく歴史に大きく刻みこまれることだと思う。

　「趣味を仕事にしてはいけない。のめり込んで仕事（暮らしていくためのパンを稼ぐという意味）にならなくなるから」というのが、私たちが若かった頃の教訓だった。

　大橋巨泉という一時代を作ったタレント？　がいた。「野球は巨人、司会は巨泉」と駄洒落を飛ばし、麻雀、ゴルフ、釣り三昧を仕事にしていた。そんな彼に憧れつつも、「趣味を仕事にするのは辛いだろうね」とも思っていた。

　ところが今は違う。趣味のように打ち込めて、没頭できることこそ仕事にすべきであり、そうすることが成功への入口なんじゃないかと思うようになった。没頭して、必死になってのめり込める、何て幸せなことだろう。

　Steve Jobsはどう思っていたんだろう…（それにしてもJobs（仕

事）だなんて！）。

　私の大学での卒論テーマは、「職業選択の自由についての考察——作家はパンを得るためにそこに才能を浪費して良いのか？」なんていう、肩肘張ったタイトルであったが、要は私が就職しない理由を書き綴ったものであった（卒論を書きながらそう思っていた）。

　就職活動が始まった頃、なぜか学長推薦で某商社の面接を受けることになった。推薦されたことがそもそもの間違いだったのではないかと思いつつ、大学生活のほとんどをアメリカ企業でアルバイトしていたおかげで、ちょっとお洒落にもなり、いわゆるアイビーを気取った服装で面接を受けた。話は私のアルバイトでの武勇伝もあってスムーズに進んでいたが、面接官から「ところで保護者がお母様ですが…」（この面接の2ヵ月前に父親が亡くなっていた）と言われ、なんだか無性に腹が立った。私は「この会社は本人ではなく、保護者を採用するんですか？　それなら結構です。来ませんから」と席を立ち、面接官が持っていた私に関する資料を「私の個人情報だから、ここに来ない以上不必要でしょう」と言って奪い取り、そこを後にした。大学の就職部からはこっぴどく叱られたが、私の気持ちは変わらなかった。

　私は組織には向いていない。実はこの時が、私のフリーランス人生の出発点だったのかもしれない。20数年後、この商社から顧問就任を打診された時、私はあまりの巡り合わせに笑うしかなかった（しかも顧問室があって秘書がいるんだから…）。さらに笑えるのは、数年後、薬局事業に乗り出す時のプランで対立し、職を辞したことだろう（やっぱり、秘書付きの仕事は私には向いていなかった）。その時は失敗に終わったが、現在の薬局業界と商社の関係は、当時私が書いたレポートどおりになっており、個人的には結構満足している（その後のことを話すとキリがなくなるので、またの機会に譲る（機会があればの話だが））。

とにもかくにも大学を卒業した私は、紆余曲折を経て、私にとってコンサルタント業の師である佐藤登先生と出会い、彼の書生となって修行？　を積み、本格的にフリーランスのコンサルタントとしての道を歩み出したのである。

　私の最も古いクレジットカード（American Express）の発行年は1987年（当時38歳）なので、このあたりからアメリカに熱心に通い出したのだと思うが、それからミシシッピ大学の先生たちと知り合いになり、客員教授を授与されるまでは苦難の連続であった。「見たい」、「聴きたい」、「会いたい」を実現するためには、私自身のことをすべて説明しても足りなかった。どこもほとんどが門前払いで、訪問・面会できることなどほぼ皆無であった。どこかの組織か企業に所属していれば楽に突破できることなのだろうが、幸か不幸か私は「個人」である（フリーランスなのだから）。「個人」を説明することがこんなに大変なのかと、今さらながらに思った。

　「『××社の○○です』これだけの説明で、その会社の持っているイメージなんかが湧いて来るでしょう。でも、私『個人』のことを説明しようと思うと、今まで私がやってきたことや考えていることを全部話さないと理解はされないんです。良いですか？」──私が30歳を過ぎた頃、よくお見合いなるものを設定していただいたが、その時のお断りの文句がこれであった。私のこのセリフを聴いて「ハイ」と言ってくれた人と結婚するに至ったが、やっぱり何か誤解があったように思う（苦笑）。最終的に二人の娘と一緒に家を出てしまった…。苦い思い出だけど、今では娘たちとの笑い話になっている（生活そのものがフリーランス？）。

4. ロビンソン・パットマン法との出会い～そして、若干の蘊蓄

　ちょうどその頃、医薬品卸企業（医薬品卸）の公正競争規約を作る責任者であったMさんから「お前は独占禁止法（独禁法）を知っ

ているか？」と尋ねられ、「たしかに勉強はしたことがあります」と答えたところ、それでは独禁法の勉強会をやろうということになり、Mさんの時間がある時、彼の分室と呼ばれるマンションの一室でランチをいただきながら、1時間ちょっとではあるが解釈論を戦わせることほぼ1年。その時に感じた公正な競争と、少しかじった医薬品業界の現実の落差をちゃんと学ぼうと思い、アメリカ司法省の門を叩いたところ、実に簡単に扉が開かれ、司法省と、そこで紹介されたFTC（Federal Trade Committee）に1週間通った。公正取引だからFTCのFは「Fair」だと思い込んでいたら、Federal（連邦）だったのには驚いたが、つまり、それは国家としてさまざまな取引を監視し、問題があれば国家が乗り出すことを意味しており、州の強い自治権によって独自の解釈が行われては統制がとれないため、州をまたいだ取引にも対応する旨を宣言しているのだと思った

　当時の私にとって「競争のためのルール」は自身のテーマであり（実は今も同じテーマを抱えている）、また、この時にいわゆる反トラスト法——Robinson Patman Act（ロビンソン・パットマン法）と出会った。

　ロビンソン・パットマン法の主旨は、次のようになっている。

第1条（クレイトン法第2条の改正であるため、第2条としても知られている）
(a)　商業に従事する者がその商業を行う上で、等級および品質において等しい商品に関し、異なった顧客の間で直接的または間接的に価格を差別することは違法である。

　　ただしそれは、その差別に関する購入が商業行為であり、その商品がアメリカ合衆国またはその領土、またはコロン

第1章 再度、原点回帰～フリーランスまた独り旅？

ビア特別区、あるいは従属する島またはその他アメリカ合衆国の司法管轄下の場合において使用、消費、または再販のために販売され、かつその差別が競争を実質上減少させる可能性を持つか、または一部の商業経路に独占を生む傾向があるか、またはその差別の利益を供与する者または利益となることを知りつつこの利益を享受する者との競争、またはその供与者または享受者のいずれかの顧客との競争を阻害する場合に限り適用される。また本条の規定は、こうした商品をそれら購入者に販売または納品する方法、または数量の差異から生じる製造、販売、または納品のコストの差異に関する、正当な価格調整となる区分を妨げるものではない。但し、連邦通商委員会（FTC）は、特定の商品および商品の等級に関し、区別をつけるにしては大量購入者の数が少なく、従って説明もつかない、不当に差別的な区別、または一部の商業経路の独占を促進する区別であると判断する場合に、利害関係を持つすべての当事者の正当な調査および聴聞の上で、数量の限度の決定および設定を行い、必要と判断する場合にはこれを変更することがある。この場合に上記の内容は、決定および設定された限度よりも大きな数量的差異に基づく区別を自動的に許可するものではない。また本条の規定は、商品、器物、または製品の商業的販売に従事する者に、取引上の制約からではなく誠実な取引において自己の顧客を選択することを妨げるものではない。また本条の規定は、生鮮品の現在または近日中に確実な品質劣化、季節外れとなる商品、法廷手続下でのやむを得ない販売、事業中止にあたって商品の誠実な販売など、市場または関係する商品の市場性に影響するような状況の変化に応じて随時行う価格変更を妨げるもので

はない。

(b) 本条に基づく申し立ての聴聞において、価格または提供されたサービスまたは便宜に差別があったことが証明される場合、こうして提起された事件について反証を挙げる責任は本条違反に問われる者の側に発生し、肯定的に正当性が示されない限り、委員会（FTC）は差別を中止させる命令を下す権限を持つ。但し本条の規定は、購入者に対する低い価格またはサービスまたは便宜の提供が、等しく低い競争相手の価格、または競争相手のサービスまたは便宜に対応するために行われたことを示すことにより、販売者がこの疎明な事件の反証を挙げることを妨げるものではない。

(c) 商品、器物、または製品の販売または購入に関して取引の相手方または代理人、代表者、またはその他の仲介者に対し提供したサービスに関するものを除き、商業に従事する者がその商業を行う上で、手数料、仲介料、またはその他の報酬、またはその代わりの調整または値引きとして何らかの価値のあるものを支払うまたは与える、あるいは受領もしくは受諾することは違法である。但しこれは、仲介者が、一般的または特定的な仲介行為者、またはこうした報酬を与えるまたは支払う者以外の、いずれかの取引当事者の直接的または間接的な支配に服する者である場合に該当する。

(d) 商業に従事する者がその商業を行う上で、その者の顧客の利益のために、その者が製造、販売、または販売用に提示した何らかの製品または商品の販売に関する処理、取扱、販売、または提示に関連して、その顧客を通じた、またはその顧客により提供されたサービスまたは便宜の報酬または対価として何らかの価値のあるものを支払う、または支

払いを請け負わせることは、こうした支払いまたは対価が、それらの製品または商品の流通において競争関係にあるその他すべての顧客に対して比例的に等しい条件で与えられるものである場合を除き、違法である。
(e) いかなる者でも、比例的に等しい条件、すべて購入者に与えられる条件に基づいてそのように購入されるこうした商品の、加工、取扱、販売、または販売申し入れに関係するサービスまたは便宜の提供について契約する、またはそれに貢献することにより、一人の購入者を他の購入者または加工の有無に関わらず再販のために購入する他の購入者と差別することは違法である。
(f) 商業に従事する者がその商業を行う上で、価格の差別が本条により禁止されると知りつつ、これを誘発または受理することは違法である。

※ロビンソン・パットマン法の基本的な規定
　クレイトン法の改正法であるロビンソン・パットマン法は、効果として競争を実質上減少させる可能性がある場合、または独占を生む傾向がある場合、あるいはこうした差別の利益を供与する者または利益となることを知りつつこの利益を享受する者との競争、またはその供与者または享受者のいずれかの顧客との競争を阻害する場合に、等級および品質が等しい商品の州際取引における価格差別を違法としている。

　1936年に成立したこの法律の時代は、アメリカ合衆国の商取引のほとんどは州内取引であったため、州をまたぐ取引で利益を生もうと試みる場合も多かった。Diversion（注意をそらすという意味）と呼ばれるこの方法は、価格の安い州で物品等の仕入れを行い、価格の高い地域で販売して利益を得ようとする方法であるが、私がアメ

リカ訪問を始めた1980年代においても、例えば西海岸で仕入れて東海岸で販売し、利益を得るという取引が行われていた。当時、アメリカの医薬品卸のうち、市場でトップを争っていたMckesson社やBergen Brunswic社は、2社ともカリフォルニア州を本拠としていたが、実際この方法で最初に全国展開を図った企業であった（Diversionという言葉もMckesson社で説明を受けた）。したがって、FTCの権限強化とロビンソン・パットマン法の厳格な運用が始まったのは、1980年代以降のことであると考えられる。

ロビンソン・パットマン法では、すべての価格差が同法の違反となるわけではないが、特定の状況下においては、非常にわずかな差であっても反競争効果の要件を満たすとされている。また、価格に差がない場合でも、関連する販売諸条件に差がある場合は、違法な価格差別とされることもある（価格とは販売者が手にするネット価格（正味の価格）である）。

ロビンソン・パットマン法の基本的主張は、販売者が同一製品に関して競争関係にある顧客に対し、価格の請求を禁じることである。例えば、メーカーがある製品を直系卸（A社）に対して販売する価格よりも高い価格で、A社と競争関係にある独立系卸（B社）に販売した場合、価格差別とされるおそれがある。また、その価格差別により、当該製品の販売においてB社に損害が発生した場合、これは違法な価格差別となり、連邦または州の強制機関、あるいは私的な起訴の権利（高額な損害賠償および妥当な弁護士料金を含む訴訟費用の回収を目的とする）を通じ、メーカーは攻撃を受けることがある。

ロビンソン・パットマン法上の損害評価で問題となるのは、仮に原告側（ここではB社）が低い価格を支払っていたならば、原告側の利益状態がどれほど改善しているかということではなく、他社（ここではA社）が低い価格を支払ったことによって、原告側の利

益状態がどれほど悪化しているかということである。つまり、A社より高い価格を支払ったB社が、価格的に有利であるA社に「ビジネスを取られた」という証拠を提示できれば、ロビンソン・パットマン法に違反すると判断されるのである。

　実にわかりやすい法律である。競争の結果がもたらすものが、産業の疲弊であっては意味がない。競争は産業を活性化し、結果的に社会を潤すところを目指さなければならない。「独禁法は産業の憲法です」と言うMさんの言葉が鮮やかに蘇る。「産業社会の規範」——ロビンソン・パットマン法は、単に秩序（規制）だけではなく、産業の活性化のためには必要な競争と両立させることを目的としている。つまり、「競争と秩序」を両立させてこそ、成熟した産業であると謳っているのである。

　医薬品産業の片隅で、フリーランスのコンサルタントを生業として10年以上が経っていた当時、私はこの法律の主旨によって、さまざまな疑問や矛盾が一気に解けた気がした。「過度の強者と過度な弱者」——師である佐藤先生のフレーズも思い出した。その意味で司法省の扉を叩いたことは、この後の私のコンサルタント活動に、一定の方向性を示してくれたのである。

5. 他には代えられない自分

　それから30年の時が経った現在、今もなお「公正な競争とは？」という医薬品流通業界における課題は、医薬品業界全体の最大の課題と言っても過言ではない。全くのアウトスタンディングの視線からすると、秩序無き競争が今もって繰り返されている。さすがに減ったとはいえ、競争相手が提示した額を少しでも下回り、シェアを奪おうとする行為は続いている

　こうした競争は、購入価格を競争相手に教えるなど、往々にして購入する側が増長させている面がある。また、取引条件に至っては

さらに激しい競争が展開され、配送回数競争や緊急配送競争は特に目に余る。それに加えて理由なき返品ともなると、およそ他の産業からすれば常軌を逸しているとしか思えず、もはや商慣行とはとても呼べない代物であろう。

「余裕があるんですね」——他の業界にはそう見えるかもしれない。数年前にオックスフォード大学が、「10年以内になくなる職業リスト」を発表した。それは衝撃を伴って世界を駆け巡ったが、その時にリストアップされた職業は次の37種であった。

---

①銀行の融資担当者、②スポーツの審判、③不動産ブローカー、④レストランの案内係、⑤保険の審査担当者、⑥動物のブリーダー、⑦電話オペレーター、⑧給与・福利厚生担当者、⑨レジ係、⑩娯楽施設の案内係・チケットもぎり係、⑪カジノのディーラー、⑫ネイリスト、⑬クレジットカード申込者の承認・調査を行う作業員、⑭集金人、⑮パラリーガル・弁護士助手、⑯ホテルの受付係、⑰電話販売員、⑱仕立屋（手縫い）、⑲時計修理工、⑳税務申告書代行者、㉑図書館員の補助員、㉒データ入力作業員、㉓彫刻師、㉔苦情の処理・調査担当者、㉕簿記・会計・監査の事務員、㉖検査・分類・見本採取・測定を行う作業員、㉗映写技師、㉘カメラ・撮影機器の修理工、㉙金融機関のクレジットアナリスト、㉚メガネ・コンタクトレンズの技術者、㉛殺虫剤の混合・散布の技術者、㉜義歯制作技術者、㉝測量技術者・地図作製技術者、㉞造園・用地管理の作業員、㉟建設機器のオペレーター、㊱訪問販売員・路上新聞売り・露天商人、㊲塗装工・壁紙張り職人

そして、これを元に「人工知能やロボット等による代替可能性が

高い100の職業」を、野村総研は次のように発表した。

①IC生産オペレーター、②一般事務員、③鋳物工、④医療事務員、⑤受付係、⑥AV・通信機器組立・修理工、⑦駅務員、⑧NC研削盤工、⑨NC旋盤工、⑩会計監査係員、⑪加工紙製造工、⑫貸付係事務員、⑬学校事務員、⑭カメラ組立工、⑮機械木工、⑯寄宿舎・寮・マンション管理人、⑰CADオペレーター、⑱給食調理人、⑲教育・研修事務員、⑳行政事務員（国）、㉑行政事務員（県市町村）、㉒銀行窓口係、㉓金属加工・金属製品検査工、㉔金属研磨工、㉕金属材料製造検査工、㉖金属熱処理工、㉗金属プレス工、㉘クリーニング取次店員、㉙計器組立工、㉚警備員、㉛経理事務員、㉜検収・検品係員、㉝検診員、㉞建設作業員、㉟ゴム製品成形工（タイヤ成形を除く）、㊱梱包工、㊲サッシ工、㊳産業廃棄物収集運搬作業員、㊴紙器製造工、㊵自動車組立工、㊶自動車塗装工、㊷出荷・発送係員、㊸塵芥収集作業員、㊹人事係事務員、㊺新聞配達員、㊻診療情報管理士、㊼水産ねり製品製造工、㊽スーパー店員、㊾生産現場事務員、㊿製パン工、(51)製粉工、(52)製本作業員、(53)清涼飲料ルートセールス員、(54)石油精製オペレーター、(55)セメント生産オペレーター、(56)繊維製品検査工、(57)倉庫作業員、(58)惣菜製造工、(59)測量士、(60)宝くじ販売人、(61)タクシー運転者、(62)宅配便配達員、(63)鋳造工、(64)駐車場管理人、(65)通関士、(66)通信販売受付事務員、(67)積卸作業員、(68)データ入力係、(69)電気通信技術者、(70)電算写植オペレーター、(71)電子計算機保守員（IT保守員）、(72)電子部品製造工、(73)電車運転士、(74)道路パトロール隊員、(75)日用品修理ショップ店員、(76)バイク便配達員、(77)発電員、(78)非破壊検査員、(79)ビル施設管理技術者、(80)ビル清掃員、(81)物品購

買事務員、(82)プラスチック製品成形工、(83)プロセス製版オペレーター、(84)ボイラーオペレーター、(85)貿易事務員、(86)包装作業員、(87)保管・管理係員、(88)保険事務員、(89)ホテル客室係、(90)マシニングセンタ・オペレーター、(91)ミシン縫製工、(92)メッキ工、(93)めん類製造工、(94)郵便外務員、(95)郵便事務員、(96)有料道路料金収受員、(97)レジ係、(98)列車清掃員、(99)レンタカー営業所員、(100)路線バス運転者

また、その逆に「人工知能やロボット等による代替可能性が低い100の職業」として挙げられたのは次のような職種である。

①アートディレクター、②アウトドアインストラクター、③アナウンサー、④アロマテラピスト、⑤犬訓練士、⑥医療ソーシャルワーカー、⑦インテリアコーディネーター、⑧インテリアデザイナー、⑨映画カメラマン、⑩映画監督、⑪エコノミスト、⑫音楽教室講師、⑬学芸員、⑭学校カウンセラー、⑮観光バスガイド、⑯教育カウンセラー、⑰クラシック演奏家、⑱グラフィックデザイナー、⑲ケアマネージャー、⑳経営コンサルタント、㉑芸能マネージャー、㉒ゲームクリエーター、㉓外科医、㉔言語聴覚士、㉕工業デザイナー、㉖広告ディレクター、㉗国際協力専門家、㉘コピーライター、㉙作業療法士、㉚作詞家、㉛作曲家、㉜雑誌編集者、㉝産業カウンセラー、㉞産婦人科医、㉟歯科医師、㊱児童厚生員、㊲シナリオライター、㊳社会学研究者、㊴社会教育主事、㊵社会福祉施設介護職員、㊶社会福祉施設指導員、㊷獣医師、㊸柔道整復師、㊹ジュエリーデザイナー、㊺小学校教員、㊻商業カメラマン、㊼小児科医、㊽

商品開発部員、㊾助産師、㊿心理学研究者、(51)人類学者、(52)スタイリスト、(53)スポーツインストラクター、(54)スポーツライター、(55)声楽家、(56)精神科医、(57)ソムリエ、(58)大学・短期大学教員、(59)中学校教員、(60)中小企業診断士、(61)ツアーコンダクター、(62)ディスクジョッキー、(63)ディスプレイデザイナー、(64)デスク、(65)テレビカメラマン、(66)テレビタレント、(67)図書編集者、(68)内科医、(69)日本語教師、(70)ネイル・アーティスト、(71)バーテンダー、(72)俳優、(73)鍼灸師、(74)美容師、(75)評論家、(76)ファッションデザイナー、(77)フードコーディネーター、(78)舞台演出家、(79)舞台美術家、(80)フラワーデザイナー、(81)フリーライター、(82)プロデューサー、(83)ペンション経営者、(84)保育士、(85)放送記者、(86)放送ディレクター、(87)報道カメラマン、(88)法務教官、(89)マーケティング・リサーチャー、(90)漫画家、(91)ミュージシャン、(92)メイクアップ・アーティスト、(93)盲・ろう・養護学校教員、(94)幼稚園教員、(95)理学療法士、(96)料理研究家、(97)旅行会社カウンター係、(98)レコードプロデューサー、(99)レストラン支配人、(100)録音エンジニア

おそらく多くの人は、自分の職業がどれに当てはまるかという見方をして、一喜一憂するのだろうが、それは違うと思う。過去から現在を通じて存在している職業のうち、AIやロボットにどれが取って代わられ、どれが取って代わられないのか？　自分の携わっている仕事（職業）の「棚卸し」をしながらよく検討してみること、そんな冷静さが今は必要である。

アウトスタンディングな視点で、今、自分が日常的にやっている仕事の何と何がAIやロボットに代替されるのか？　いわば自分の能力、仕事の内容、キャリアの全否定を通じて、何者にも代え難い、

代わることのできない自分を見つけ出さなければならない。その時、本当の自分の「独自性、売り物」は一体何か？
　これは現代に生きるすべての人が考えなければならない課題であるが、私は職業柄、どうしても医薬品流通を起点に考えてしまう。例えば、医薬品卸と顧客の関係——そこにAIやロボットが入って来たとして、とても変えられそうもないと長く考えられてきた商慣行を含め、ビジネスの形はどのようなものになるのだろうか？

第 2 章　今昔物語〜変わらないから古くならない

　本章は、約 10 年前（2008 年）に私がセミナー（薬剤師のための経営管理学）で講演した際のスライドをベースにしている。こうして昔を振り返ってみると、当時考えていたことを古いと感じるどころか、今もなお、全く同じ問題に（相変わらず）直面しているように思える。本当に 10 年前と状況は変わっていないのか？　と驚かされるが、「当時」と「今」を照らし合わせてみると、実は根本的な部分でつながっており、そこを変える（変わる）ことの重要性に気づかされるのである。

1．薬剤師とは何か？

　そもそもの問題、「薬剤師とは何をする人なの？」は、私にとって大きなテーマである。たまたま病院で勤務している薬剤師であったり、あるいは小売店で勤務している薬剤師であったり…。いかにも職種が違うように見られているが、実は地域の患者のためにどのように働くか？　どんなことができる薬剤師なのか？　ということは、非常に重要であると思っている。

　そういう意味からすると、薬剤師とは、独立したライセンスを持った人であり、手前味噌で恐縮だが、私のような「フリーランス」として、もっと早くから病院薬剤師と薬局薬剤師が、お互いに行き来できるような関係（「私は病院に勤務しているから他には行けない」、「私は小売店に勤務しているから他には行けない」ではなく）、いわばワーキングシェア的な発想をもっていれば、あるいはそういう風土を創っていけば、より多様に患者に接することができ、今、取り沙汰されている在宅医療の問題をはじめ、以前に「薬剤師は地

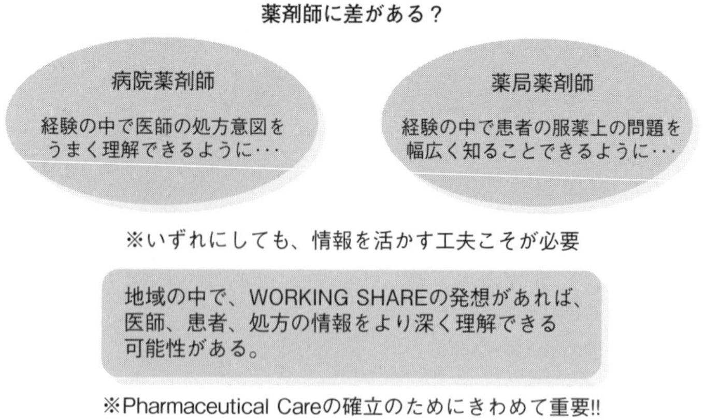

薬剤師に差がある？

病院薬剤師
経験の中で医師の処方意図を
うまく理解できるように…

薬局薬剤師
経験の中で患者の服薬上の問題を
幅広く知ることができるように…

※いずれにしても、情報を活かす工夫こそが必要

地域の中で、WORKING SHAREの発想があれば、
医師、患者、処方の情報をより深く理解できる
可能性がある。

※Pharmaceutical Careの確立のためにきわめて重要!!

図1

域に出よう」という掛け声があった時なども、もっと簡単に対応できたはずだと思っている。

　そういう発想が、今、本当に必要だと考える理由として、「薬」の存在がこれまでとは「変わった」ということがある。つまり、いわゆる合成ケミカル（化成品）の薬で、治癒率がそんなに高くなくても、一応（？）医薬品として認められていた時代から、バイオやゲノムのような、患者が必要とする治療により応えられる（ヒットしやすい）医薬品の登場によって、薬物療法の幅が広がった時代へと「変わった」のである。

　このことは、医師の領域にまで薬剤師が到達できる可能性を秘めているともいえる。いわゆる診断があって、治療が始まる際、たしかに診断までは医師の領域であるかもしれないが、治療に関して、バイオやゲノムといったスペシャリティ医薬品が使われるのであれば、その後はそれこそ薬剤師の領域であって、その範囲はもっと大きくなる可能性があると考える。

　この講演をしたのは2008年のことだが、当時、こうしたスペシャ

第2章　今昔物語〜変わらないから古くならない〜

リティ医薬品の可能性についてはいろいろと述べられていたものの、まだまだ将来のこととして語られていたように思う。ところが2018年の今、世界で売れている医薬品のトップ20のうち、17品目がスペシャリティ医薬品であり、合成ケミカル医薬品は3品目しかない状況である。こうした「切れ味の鋭い（効き目の鋭い）」医薬品が多く上市されている環境の中で、薬剤師の働ける場所は拡がってきているといえるのだが、では、「日本はいったいどうなんだろう？」と、私はつくづく思うのである。

　私は医薬品卸企業（医薬品卸）の側に立って仕事をすることが多いのだが、医薬品卸のいわゆる「頻回配送（多頻度配送）」や「緊急配送」への対応といった、非常に無駄なサービス（配送競争）のこれまでの繰り返しが、今、医薬品卸の首を絞め始めていると見ている。では、なぜそういった競争が起きたのか？　一番の原因を考えると、それは薬剤師が本当の仕事をしていなかったという結論に行き着くのである。

　例えば、処方された薬が自分の薬局の在庫になかった場合、本来薬剤師がやらなければならないことは、医師に「先生、この薬ならありますよ、処方された薬と効能・効果的にはほぼ同じですよ…」といったことを連絡（いわゆる疑義解釈）し、医師の回答に基づいて調剤すること（疑義解釈による処方変更の有無は別として）であり、おそらくそれが薬剤師の本当の仕事ではないかと思う。しかし現実は、医師へ疑義解釈をする前に、まず医薬品卸に連絡して「在庫がないから持ってきて」とやってしまう（医薬品卸も「何でもやりますから」と言っているわけではあるが…）。そして、医薬品卸は「はい、持って行きます」とサービスをしてしまい…この繰り返しが今まで続いてきたのである。

　もしかすると、医薬品卸が薬剤師をダメにしたのかもしれない。疑義解釈の能力や在庫管理の能力など、薬剤師自らが高めるべきこ

とを、医薬品卸が何でもサービスをした（同業と競争をした）ことで阻害したのではないだろうか。薬剤師はどこを向いて仕事をするのか？　それを考えていれば、今みたいな状況は起きていなかったかもしれない。

2. 薬剤師＝ディスペンシングマシーン？

　自動販売機は、英語でディスペンシングマシーン（Dispensing Machine）という。例えば、コーヒーのところに間違えてお茶でも入れない限り（リフィルするときに間違えない限り）、ボタンを押せば、買いたいもの（命令したもの）が出てくる。それが自動販売機である。では、薬剤師は本当に「ディスペンシングだけではない」と言い張れるのか、「もっと他の仕事もちゃんとやってますよ」と言えるのかどうかである。

　少し前までは、患者に対するコンサルテーションなどにおいて、ちょっと気の利いた人であれば、分厚い薬学事典みたいなものを

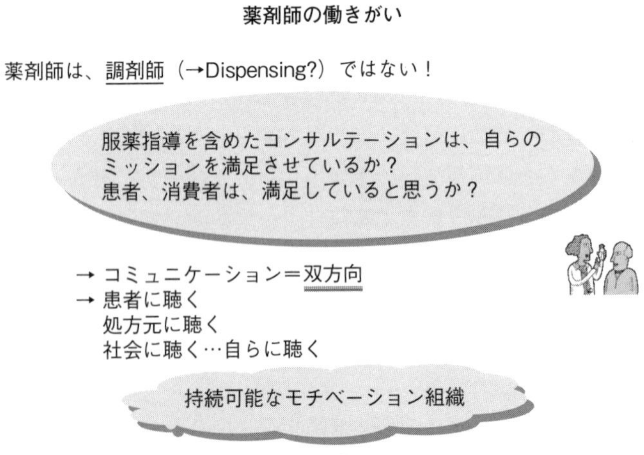

薬剤師の働きがい

薬剤師は、調剤師（→Dispensing?）ではない！

服薬指導を含めたコンサルテーションは、自らのミッションを満足させているか？
患者、消費者は、満足していると思うか？

→ コミュニケーション＝双方向
→ 患者に聴く
　処方元に聴く
　社会に聴く…自らに聴く

持続可能なモチベーション組織

図2

第2章　今昔物語〜変わらないから古くならない〜

引っ張り出してきて、それで患者に説明をしたかもしれない。ところが今は、端末を使ってwebや膨大なデータベースから瞬時に相互作用などを調べることができる（簡単に答を見つけることができる）。つまり、別に専門家でなくても、一般の人も簡単にそうしたことを調べられる世の中になったといえる。

　むしろ、そこから話が始まるのであるが、先述したように薬剤師は、自身の能力の研鑽に時間を費やしてこなかった。薬剤師にとっては、とにかく一定の時間内に「できるだけ早く患者に薬を渡す」ということが至上のサービスであって、いわばマクドナルドのようなファストフード店とそんなに変わらない感覚で、薬をディスペンシングしていた（調剤していた）のではないかと思えてしまうのである（「スマイル」という点では、まだマクドナルドの方が「まし」かもしれない）。

患者を処理してはいけない

（例）服薬指導
　　　伝達する情報量が多くなると、話す
　　　スピードが速くなるという習性
　　　　　↓
　1人あたりに費やす時間をなんとなく
　　　決めている
　　　　　↑
　　　この仕事を何分間で終わらせるか
　　　という、自分の仕事のスケジュール
　　　優先
　　　　　↓
　　　誰のため？　何のため？

※1人の患者の満足なしに、全体の満足はありえない。

図3

　例えば、残薬管理において、薬剤師が「あなた、このお薬、家に

残っていない?」と患者に聴いたとして、その回答はほぼ「はい、家に残っています」であろう。私はこのことを3年間くらい調査したことがある。薬局に頼んで患者にアンケートをとってもらい、患者の家にどれくらい同じ薬があるのかを調べたところ、大体3～5日分(多い場合は1週間分以上)の残薬があることがわかった。ということは、今すぐ薬を出す必要はなく、患者の方も薬が残っていることを知っているから、全然心配していないということになる。にもかかわらず、薬剤師は「患者に早く薬を出してあげなければならない」というサービスに熱中したのである。不思議なのは、なぜ緊急性の高い薬(例えば、解熱鎮痛薬(急な発熱)や抗菌薬(感染症))を必要とする患者と、そうではない患者のレーンを分けることなく、一緒のレーンで捌くのかということである。

　とはいえ、私も、初めて行った医療機関から処方箋を出され、薬をもらおうと薬局に寄ると、そこで言うのは「何分かかる?」なのだから、どうやらこれは習性になってしまっているのだろう。そして、何軒かある薬局のうち、一番短い待ち時間で、かつ患者の少ない薬局を選択するのである。また、薬局通いに慣れてくる(患者として学習する)と「後で受け取りに来るから、○時頃までに用意しておいて」なんてことも言えてしまう(私はしょっちゅうやっている)。お金は払っているし、ID(保険証番号)もわかっているから、当然、患者はその日のうちに受け取りに来るはずである。ところが、薬局のこうした光景をよく観察してみると、そういう患者に対して薬剤師は「ハイ」と返事をするだけで、患者の「後で」が何時なのかを確認しないのである(このままでは、「後で」は30分後かもしれないし、1時間後かもしれない)。そうなると、患者の緊急性等に関係なく、同じレーンで処理していくしかない。患者が薬を受け取りに来た時に待たせるわけにはいかない(時間が読めない)から、同じレーン、同じスピードで調剤せざるをえないのである。

これでは「後で」の意味がない。もし、「では、〇時頃に来てください」と、一言言っておけば、どんなに時間がかかっても15分程度で調剤が完了する処方が大半なのだから、その30分前くらいに調剤をしておけば十分間に合う。薬局を見ていると、こうした患者とのやりとりが見事なくらいに存在しない。これはどういうことだろうか？

私が言いたいのは、「患者にいろいろなことをもっと聴け」である。「お加減は如何ですか？」といった挨拶的なものではなく、むしろ患者の求めていることを「聴く」会話をするべきである。コミュニケーション──自分の理解は他の理解と同じか？ 自分たちの仕事をやっていくうえで、もっと合理的に、かつ生産性を高くするためにはどうしたら良いかを考え、そのうえで患者や処方元に聴くことが重要なのであるが、それを薬剤師は全然やっていないのが現状である。

余談ついでに一番腹が立つのが「健康な」薬剤師が真夏の暑い時に涼しい薬局内にいて、寒いからと言ってカーディガンをはおっていたり、あるいは真冬の寒い時に暖かい薬局内にいて、半そでで仕事をしているケースを見ることである。そして、「健康ではない」薬を必要とする患者が、暑い中（あるいは寒い中）、薬局まで薬を受け取りにやって来る。これは立場が逆ではないかと思うのだがどうだろう？ それでお金をとっているのだから世話はない。

ある薬局でこの話をしたところ、そこの薬剤師たちは「おしぼりを出そう」と言い出したが、それは本末転倒だろう。「せっかく暑い中、来てくれたのだから…」ではなく、薬剤師自身が「自分達から外に出て行こう」という発想が重要なのである。しかし、全くそういったものが出てこない…。逆に、実に見事としか言いようがない…。在宅を含めた薬剤師の地域活動が求められている今日、心して欲しいことである。

ディスペンシングの話。薬剤師にこのような面があるからこそ、処方箋を処理しているだけと見られてしまうのであろう。「患者をできるだけ捌く」ことに尽きるのだろうと思われる。どうしたら患者が満足してくれて、ロイヤリティを感じてくれるか…、そんなことを考えていなかったから、結局「かかりつけ薬剤師を持とう！」みたいな言い方になってしまうのだろう（患者に「持ちなさい」と命令しているのである）。しかし、本来ならば「私をあなたの『かかりつけ薬剤師』にしてください」と、お願いする姿勢が大切ではないだろうか（こうした言い方をしないことも実に見事ではあるが…）。そうでなければ「誰が持つか！」といった考えになるのは明らかである。

そのためには、「○○をするから、かかりつけ薬剤師にしてください」といった、ある意味「対価」を与えるものがなければ、こちらとしても「かかりつけ薬剤師になってください」とは言えないのではないだろうか。患者に「ここが私の薬局」と言ってもらえるための努力が必要不可欠なのである。

かかりつけ薬局

かかりつけ薬局をもとう！…？
かかりつけ薬局になろう！…？
⇒インターネット分業（FAXとMAIL）

医師「山田さん、あなたのかかりつけ薬局は？」
山田「いつもは、この向かいの…家の近所にもあるけど…」

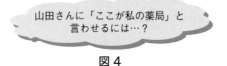

図4

3. 患者に選ばれる薬局とは？

　患者に選ばれる薬局…、とはいえ、薬局なんてどこも同じはずである。「あなたの薬局の想像図」は、その店舗の広ささえ聞けば「こんなもんでしょ？」と、簡単に描けるはずである。つまり、差別化されていないということになるが、差別化のために薬局がやったことといえば、「外での客引き」や「交通整理のまねごと」（これらは、大病院の門前薬局でよく見かける）、患者に「お茶や飴を出す」といった、つまらない、どこかしら「ズレた」ものばかりである。

患者に選ばれる薬局（差別化）
薬局間の具体的差は…
・規模、レイアウト…
・薬の価格、技術料…
・薬剤師の対応…

→ どこでも同じ
　　…だから安心していた経営者
　　…だから適当に選んでいた消費者

新しい店づくりのアイデア
山田さん「私はいつも高血圧のお薬の処方を待っているんだけど…
風邪やインフルエンザが流行する季節は、同じ待合室に居たくない…」
　　　※**分離する**
　　　①急性／慢性
　　　②感染症／非感染症
　　　③子供連れの母親／一般
　　　④服薬指導必要／不要
　　　　　　︙

図5

　私もそうだが、同一処方が続いている患者に対して、果たして服薬指導が必要かということもある。これについても「今回、服薬指導は必要ですか？」と患者に聴けば済むことだといえる。そうすれば患者も「いつもと同じだから別にいいよ」で話は終わるはずである。問題はこの時にどうするかである。これには2つ選択肢があり、

服薬指導を「いらない」と言われたのだからお金はとらないか、「いらない」と言われてもお金をとるかである。これは議論のあるところだと思うが、このことに患者が気づけば、「こんなことに金をとられている。あなたは私に何かしてくれたの？」となって、おそらく反乱が起きるのではないだろうか（私は仕組みを知っているから「ふーん」と思っているが…）。大半の患者は薬局から「○○円です」と言われれば、薬代だと思ってその支払いに応じているが、薬代の他に何が算定されているかは知らない。調剤技術料というものについて、ほとんどの患者は意識していないだろう。

だからジェネリックの場合、薬の値段はたしかに安くはなるが、調剤技術料の加算等々によって、実は薬の値段の差ほど本当に支払う金額の差が出てこないという大きな矛盾が存在する。患者はそのことを知らないから、少しでも薬代に差があれば、「安くなった」と

診療報酬（調剤報酬）は、定価表である！
2008年4月実施の調剤報酬改定に附則して

《通則》
4．保険薬局は、薬局内の見やすい場所に調剤報酬点数表の一覧等を掲示するとともに、患者の求めに応じて、その内容を説明すること。

保険料、一部負担（30％）を含め、過半を負担する患者、国民に初めて定価表を開示する義務。

議論の対象は、価格の高低ではなく、適正さである！！

理解させ、納得を得る。
→ 売買契約の基本が初めて医療業界で実現

図6

単純に思うだけなのである。おかしな話であるが、こうした実態は患者には知らされていない。レストランにはメニューがあるが（ラーメン屋ならトッピング〇〇円との表示もされている）、薬局において患者はそうしたことを一つも知らされない（料金表を見せてもらえない）まま、調剤を受けているのである。

4. 医師（処方元）との連携

　一部の地域を除き、薬局（薬剤師）と病院（医師）との関係は、総じてそんなによろしくないだろう。お互いに地域の医療を守るためのパートナーであるといった意識は薄い。医師は診断をして処方を行い、薬剤師はそれを調剤という形で実現し、そして患者を治療していく——といった意識がお互いに希薄なのである。

医師（処方元）との連携

・疑義解釈は、あまりやりたくない…（Negative）

・患者とのコミュニケーションの結果をレポートする努力をしていますか？
※飲みにくさ、飲み忘れ→積極的には残薬管理
→ 一連の動作の先に処方設計への参加（Positive）

・経営計画
　処方箋が来るのを待つ立場からPARTNERへ（Win-Win）

図7

　例えば風邪をひいた時、病院へ行って医師から診断を受け、薬を処方してもらい、それから薬局へ行って薬剤師に薬を調剤してもらう——という一連の流れになるが、その後、医師や薬剤師から「治りましたか？」、「よくなりましたか？」と尋ねられることは全くない。診療報酬も調剤報酬も、それは「行為」に対する報酬であって、

結果責任ではないからである。つまり、もしかしたら、この患者が翌日も具合が悪く、今度は他の病院へ行き、違う治療を受けたかもしれないということがわからないのである(「治りましたか?」と聞かないのだから当たり前である)。

おそらく、医師はそうしたことをやらないだろう。であれば、薬剤師がやれば良いのである。仮に5日分の薬を調剤したとして、5日目に「よくなりましたか?」と聞けば良いわけである。そのために、患者に対して「電話番号を聴く」、「メールアドレスを聴く」、「ラインの交換をする」といったことが必要になってくるのだが、それを単に問診票に「(メールアドレスなどを)書いて」というだけであれば(こういう薬剤師が多い)、おそらく誰も書いてくれないのではないだろうか。「○○をするから書いて」と、ただ「書いて」では、その本質は異なっており、消費者の感覚から「ズレて」しまっている。

5. 日本とアメリカの違い

ジェネリックは、アメリカでは1970年代から使われ始めており、「ジェネリックが出る」=「保険会社は、ジェネリック以外は支払わない」ということが当たり前となった。その結果、アメリカでは、現在90%以上がジェネリックとなってしまった。突き詰めていくと、おそらくアメリカも日本と同様、当時は多くのジェネリック企業があり、同じ種類のジェネリックが数多く上市されていたと思われる。もちろん、その中には日本のようなブランドジェネリックなどはなく(ジェネリックはあくまでジェネリックである)、薬剤師がどのジェネリックを使うかという選択権があった。その後、医療市場にはGPO (Group Purchasing Organization: 医療共同購買企業) などが登場し、「○○を使おう」という話になり、さらにPBM (Pharmacy Benefit Management: 薬剤給付管理企業) が出てきて、「私

処方権

2008年4月からの後期高齢者保険(将来的には65歳以上の高齢者保険)が、USAのMedicareなみなら…

- Formulary(処方集)
  → 疾病と処方があらかじめ定められる

- ジェネリック医薬品
  → ブランド医薬品は自己負担

※近い将来、処方権は、支払者側に移っていく可能性

Patient Oriented(患者中心)な処方設計が重要

図8

の保険のフォーミュラリーでは、○○を使うことを推奨している」ということになったが、まず薬剤師が、薬剤の一般的名称(一般名)での最終的な製品選択権をもっていることが前提であった。

だから、私がアメリカで日本の医薬品卸の「緊急配送」の話をすると、「なぜ、薬局に緊急配送するの?」と、逆に質問されてしまう。これには「一般名なんだから全部揃っているはず」との理由がある。もちろんアメリカでも、救急救命の時に必要なものが足りなくなることがあるから、緊急配送が必要だということは理解できるそうだが、そうした事態はめったに起こらないそうである(在庫の持ち方が違うのである)。

このように日本における薬局への緊急配送は、アメリカの医薬品卸や薬局にとって「なぜそういうことが起きるのか」が想像できないものなのである。日本の医薬品卸の人たちは、この話を聞くと「いいなぁ」とうらやましがるのだが、まず前提が異なっていることを認識しなければならない。

日本では、いまだにジェネリックでもブランド名を記載する必要

があり、さらに✓点をつけて、変更できないようにしているが、そういうことはアメリカではあり得ない（日本はそれをずっと放置している）。そのため薬剤師は、医師の「下請け機関」であり、医師の「ディスペンシングマシーン」であるとの揶揄を受けるのである（医師が自動販売機を設置している姿を想像して欲しい）。いつまでこうした状態を放置するのか、私には理解できない。

6. 在宅マーケットの可能性

　使い古された言い回しになるが、今の在宅医療（在宅）は「悲惨」である。これは、介護施設にいる患者、在宅の患者を問わない。

　日本の病院の病床数は約150ないし160万床あるとされているが、老人施設のベッド数はすでに200万床を超えている。周知のように、これまで病院の病床数は削減されてきたが、それに輪をかけて老人施設のベッド数が増え、ほぼ例外なく、その入所者には薬が届けられている。では、その薬を誰が届けているのか？　それは薬剤師である。流れとしては次のようになる。

　老人施設から処方箋が計画的に薬局に回ってくる　→　薬局が医薬品卸に薬を発注する　→　医薬品卸が薬局に薬を納品する→　薬剤師が納品された薬をいったん薬棚に入れる　→　薬剤師が処方箋に従って調剤する　→　薬剤師が調剤された薬を老人施設に運ぶ

　しかし、老人施設の場合、経腸栄養剤のようにかなり重量のある薬剤が処方されていることが多い。それを薬剤師が運ぶことの非効率をなぜそのままに放置しているのだろう？（何をしているのかと思ってしまう）。薬剤師がやらなければならない理由は何か？　単に「ディスペンシング」して「デリバリー」しているだけなのに、薬剤師はそうした処方を受けることで「私たちは在宅で頑張っています」と言っている（たしかに、労働的には頑張っているのだろう(笑)）。しかし、薬剤師の職能を鑑みると、果たしてそれで良いのだ

在宅マーケットの可能性

高齢者保険…近い将来
　人工透析
　がん化学療法
　　…注射も在宅で ← 薬剤師は患者に
　　触れない！
　　※先進国では日本だけ

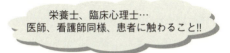
栄養士、臨床心理士…
医師、看護師同様、患者に触わること!!

※アメリカではインフルエンザの予防接種（注射）だって
　薬局（当たり前）

図9

ろうか？　薬剤師のライセンスの価値とはそんなものなのか？…「もっと考えろよ！」と思ってしまう。

7. アメリカの薬剤師の職域

　結局のところ、なぜそうなるのか？　その原因は、日本の薬剤師が、いわゆる保険からほとんどの収入を得ているからである（これは薬局薬剤師、病院薬剤師を問わない）。「保険からの収入」＝「患者からお金をもらっている」ということになるが、アメリカの薬剤師の場合、収入源のパターンは、次の3つに大きく分類できる。

① 日本と同様、保険からお金をもらい、ディスペンシングが中心である薬剤師。

② 保険会社に所属し、処方設計の適否や、患者の訴えを聴いて医師にアドバイスを行い、処方設計を変更させるというような、コミュニケーションを専門とする薬剤師（コンサルタントファーマシストと呼ばれる）。処方設計の変更によって単位あたりの薬が安くなる、あるいは治療期間が短くなることによ

り、保険会社に利益が生まれるようにし、それに対して報酬を受け取る。
③　いわゆるスペシャリティ医薬品企業と契約し、医師の処方〜薬の投与〜その後のフォロー（アドヒアランス）といった一連の流れのすべてに関わる薬剤師（スペシャリティファーマシストと呼ばれる）。スペシャリティ医薬品を取り扱う関係上、そのプロトコルの修得はもちろん、非常に高度な知識と技術、情報収集能力が求められる。また、製薬企業別にスペシャリティファーマシストが存在しており、能力の高い者は複数の製薬企業と契約して働いている。

　このように、薬剤師の機能に応じ、それぞれの雇用主が報酬を支払っているわけである。これをふまえると、日本はすべて保険にぶら下がっているように見えて、少々限界を感じてしまう。日本の薬剤師は「薬局で一生懸命調剤するしか他に仕事がない」と思い込んでいるような気がしてならないが、世界を見渡せばそれが違うことがわかると思う。

8．薬局経営とは何か？

　薬局経営は、医師に完全に依存している（特に単独医師の診療所と関係が深い薬局など）。もし、医師が突然の病気などによって治療ができなくなると、薬局もそれで「終わり」ということになってしまう（私も過去に2回ほど、こうした相談を受けたことがある）。これは相当にハイリスクであり、薬局はそのリスクを少しでも分散させるため、どうしても多店舗展開に走りがちになる。

　その結果、これは笑い話だが、ある医師がこんなことを言っていた。「俺の車はクラウンだが、あそこの薬局のオヤジはレクサスで、俺はボルボに乗っている」——つまり、医師は1軒しか病院を持てないが、薬局は多店舗経営できるので、どうしたって医師より収入

第2章　今昔物語〜変わらないから古くならない〜

が多くなることへの皮肉である。リスクの高さよりも何よりも、なんともアンバランスな構図である。どうすれば良いか…私にもわからない。

しかし、こうした多店舗展開は、結果として薬局経営にある種の「錯覚」を招いてしまう。そして、医薬品卸に対し「購入額が増えたのだから、もっと値引きしろ」と半ば脅かすようなことを平気で言うようになる（要求を呑まなければ「取引停止」をちらつかせたりもする）。医薬品卸からすると、個々の薬局（個店）ごとに対応するということは、さまざまなコストが個店ごとに発生すること——つまり、コストの増加を意味している。例えば、本社から発注して本社へ納入というような、1ヵ所から（へ）の発注・納入であれば、大幅な合理化が可能なのだが、それを理解していない薬局経営者は多いのである。

薬局経営①

・立地：医療機関の近隣
　→ 日本と韓国以外では見たことがない!!
　　　　↓
・集客を医療機関に依存
　→ 思ったほど集客できないと、多店舗展開へのきっかけにもなる
　→ 医師の高齢化を含む集客伸び悩みの不安

　　　　薬局　＝　小売店
　　　　　　　↓
　　集客の根本に誤りがある!!

　営業活動のない小売業　　　顧客名簿のない小売業

図10

9. マーケティングの原則

マーケティングは私の一番好きなテーマである。では、マーケティングの原則とは何かといえば「早い」、「美味い」、「安い」であり（吉野家の看板に書いてある）、これが実はマーケティングの三原則である。これらはすべて比較級（「quicker（より早く）」、「better（より美味く）」、「less expensive（より安く）」）であり、比較級とは「以前と比べて良い」、「他に比べて良い」ということである。特に「以前と比べて良い」ことを実現していくためには、当然ながら組織内のモチベーションを高くしなければならない。結局のところ、薬局経営を考えるにあたって、薬局は組織の単位も小さく、2ないし3人の薬剤師で切り盛りしているところが多いことをふまえると、そうした組織内のモチベーションをどうするかを考えるのが、薬局経営者にとって最大の仕事のはずだといえるが、その点に注目する薬局経営者は非常に少ない。

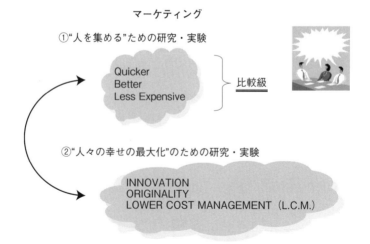

図11

それでもいまだに、薬局経営者達から「薬剤師が足りないので何とかならないか?」といった相談を受けることがある。そこで、逆に私が「あなたの薬局に中期計画や長期計画といった経営計画はありますか?」と尋ねると、ほとんどの場合で「ない」という回答が返ってくる。そうなると「経営計画とは、要するに会社としてのビジョンです。そういったものがない所へ若者が働きに来たいと思いますか?」ということになる。よく考えなくとも、例えば、自分の5年後がどうなっているのかを想像できない職場——そんな所で働きたくないのは道理である。

薬局経営②

①共同
　一緒に：経営者、従業員…
　同じ方向に向いて：思想、目標、使命、患者

②自助
　人のせいにしないで自分が：自分の仕事、使命、患者

③自己実現
　自分の使命をこの場で実現する：薬剤師としての使命、患者の「ありがとう」

図12

　他の経営の手法としては、昔の「暖簾分け」的なやり方がある（アメリカでもよく行われている）。小さな薬局であっても、社員（薬剤師や従業員）に株式を持たせる。当然だが、株式を持っていれば持っている分だけ、その薬局の収益が上がれば給料以外のリターン（配当）がある。つまり、それによってより頑張れる源泉となり得るのである。ただし、こうした手法は、なかなか日本では実践されていない。運良く取締役になれれば、少しくらい株式が持てるのかもしれないが、ほとんどの場合はただのサラリーマンである。とはいえ、これくらいのビジョンがなければ「そんな会社に誰が行くか!」ということでもある。

10. 薬局経営者に求められること

　経営やマーケティングというと、何だかハードルが高いように感じられる。しかし、実はそんなに難しいことをやらなくても良いのである。仮に小さな組織であっても、そのモチベーションをどうするか…、売るための法則を考え、職場の皆で議論し、それを実現していく…。これを繰り返していかない限り、おそらく経営は無理だといえる。

　ほんの少数ではあるが、薬局経営者にもそうしたタイプの人がおり、そういう人は無限に多店舗展開しようとは思っていない。経営者本人が月1回、必ず各店舗を訪れ、半日は職場の人と過ごし、昼食を摂りながら議論をすることを毎日繰り返す——。それが自分の限界だと経営者自身がわかっているのである。そうした行動は、いくら店舗展開を拡げても40ないし50店舗が限界だろう（それ以上は目が届かなくなる）。また、そういう薬局の薬剤師は、皆、元気が良く、生き生きとしており、経営者のすごさが身をもって感じられるのである。

　その一方で「こんなにヒマで大丈夫なの？」といった薬局もある。しかし、彼らはこう言う「だって給料は同じでしょ。楽な方が良いでしょ」―― 一計を案じた私は、日本橋から銀座界隈のお店が配布している月刊のコミュニティ誌（「日本橋」や「銀座」）を、少しずつ分けてもらって来て、2、30冊ほど薬局の待合所に置かせてみた。次にその薬局に行った時、どうなったかを聴くと「あっという間になくなった」そうである（ちなみにその薬局の所在地は渋谷である）。製薬企業が作成した「高血圧」とか「糖尿病」のリーフレットや読み物の類は誰も持って帰らないのに、「日本橋」や「銀座」だけがなくなった――。しかし、そこの薬剤師が私に放った言葉は「もっとないの？」だからたまらない（自分でもらいに行って来いよ！）。本当に知恵のない話である。なぜ、患者がコミュニティ誌という、

第2章　今昔物語〜変わらないから古くならない〜

だから、接客が大事!?

・接遇は、マニュアル化できるのか？
　→ 心の大事さを説くと道徳になってしまう…
・結局、インストラクターに丸投げするのではなく、<u>経営者の姿勢を見せる</u>しかない。
　→ 小売店の宿命
　　　2店舗なら1日おきに…
　　　3店舗なら週2回
　　　5店舗なら午前、午後に分けて…

※これをやって、なお、"従業員が思ったより働かない！"と言っているのだろうか？

　　　　　　忘れてはいけないこと
　　　　経営者も働く人達も一緒に
　　　　　　　　　‖
　　　　　　　　友同行
　　　　　　　　　‖
　　　　　　　　僧伽
　　　　　　　　　‖
　　　　　　　参加 → Business Participation
　　　　　　　　　　or
　　　　　　　　　　→ Industrial Democracy

<u>※皆が幸せにならないと社会は幸せにならない!!</u>
　①共同
　②自助
　③自己実現

自由競争を克ちぬくために

①経営計画
　→　計画立案時、処方元と情報交換しているか？
②目標のトレース
　→　毎日結果をチェックし、進捗管理しているか？
③過不足チェック
　→　運、不運に頼りすぎていないか？
④従業員のモチベーション
　→　職場内コミュニケーションは充分か？
⑤顧客に聴く
　→　患者、周辺住民とコミュニケーションしているか？

図13

薬や病気とは無関係なものを選んだのかを考えてもらいたい。薬剤師自身もあらかじめちゃんと読んでおいて「あ、この鰻屋さん美味しそう」とか、「この蕎麦屋さん美味しそう」といった情報を仕入れ

ておけば、「今の病気を早く治して食べに行かないとね」的な会話が患者とできる——これをコミュニケーションというのではないだろうか？　しかし、現実は「お加減如何ですか？」、「お大事に」…それしか言わない（言えない）のである。

11．収益力を上げるための工夫

　医療収入（薬局の収入）とは、患者数×患者1人あたりの単価の合計であり、これは変えようがない。単価は、診療報酬や調剤報酬、薬価ですでに決められているから、収益を上げようと思えば、患者数を増やすしか方法はない。しかし、薬局が患者数を増やすための努力をしているかといえば、残念ながらしていない。すべて（近隣に開業している）医師に依存しているのが現状である。門前薬局を選ばず、多くの人が行き交う駅前に出店する薬局もあるが、そうすると今度は「予期せぬ患者」ばかりがやって来ることとなり、自ずと在庫を抱えなければならなくなって、品目数が増える結果となる。しかも不定期な患者ばかりだから、不動在庫、不良在庫は増え続け…このあたりは本当に難しい。

　結局のところ、一般名（成分名）で処方してもらい（あるいは処方したものとみなし）、製品選択の最終判断を薬局、薬剤師に任せることが最も効果的だといえる。また、一般名処方の際はどの製品にするかについて、処方医との間で事前に取り決めておくといった方法も有効だと考える。

　その意味で薬局の在庫、品ぞろえ情報を薬効別に、かつ一般名をくくりにしてリスト化し、その製品リストを近隣の医療機関に配布するような地道な経営努力が求められるのである。拒否されることもあるだろうが、それでもあきらめない姿勢が重要である（七転び八起きである）。

　ところが、薬局は大事なことを忘れている（ほとんどの薬局が実

第 2 章　今昔物語〜変わらないから古くならない〜

収益力を上げる

（1）収入＝患者数×単価

　　　　　↓
　　　　薬価 ↘
　　　　ジェネリック ↗
　　　　技術料 ↘

※この場合、患者数を増加させる以外にない！
　　→ 医療機関のそばにある薬局？
　　　 地域のための薬局？

（2）収入＝消費者数×単価

　　↓　　　　↓
　小売の　　× 売りたいもの
　原点へ　　○ 売れるもの

マネジメント
語源から考えると、

 → 適材適所

① 優しく取り扱わないと、乳は思ったより出ない
　→ 力任せはダメ
　　ゼネラルモーターズ（GM）の大規模ストライキ
　　　→ 退職者を含む医療保険 $6 Billion
　　　　→ 株主への最大リターンを大義名分にしたアメリカ型
　　　　　経営の一つの破綻
　　　　→ 従業員を大事にした日本型経営はどこに？
② それぞれの能力を見抜く
　・能力に応じた配置
　・従業員の疲れを見逃さない

図 14

践していない）。例えば、薬局に行き、薬を 60 日分処方してもらったとする。そうすると、次にその患者が薬局を訪れるのは、60 日目のちょっと前である。それがわかっているのに、薬剤師は何もアクションを起こさない。これでは、先述した「病状が改善されている

かどうかがわからない」とほぼ同じである。慢性疾患の患者であれば繰り返し薬局を訪れるが、薬局はどこにでもあるから、印象に残る特徴がなければ、その患者が次もまた同じ薬局を選ぶとは限らない。必ず次もその患者に来て欲しければ、なぜ「この患者が次に来局するのは、○月○日のちょっと前くらい」とわかっているのに何もアクションを起こさないのだろう。

　歯医者に行くと「そろそろ歯のクリーニングの時期ですね」などと言われることがあるが、歯医者の場合、自由診療の度合いが高いから、そうしたアクションができるのかもしれない（ちなみに歯のクリーニングは保険診療）。また、歯医者は過当競争だから…という向きもあるだろうが、では、薬局はそうではないのかといえば…やはりものすごく過当競争である。それでも薬局は相変わらず、見事なくらいにそういうことをやらない。もし、最初からそんなアクションを起こし、続けていたとしたら、おそらく今の日本のように、6万件近い薬局が無制限に生まれるとは思わない。そうであったならば、患者としては「この薬局」と決めてしまって、他に動く必要（薬局を変える必要）を認めないのではないだろうか。

12.「店」作りと「客」作り

　私の仕事はコンサルタントである。薬局と一緒に仕事をする場合、閉店時間を過ぎてから私の仕事が始まる――。私が閉店時間前に薬局を訪れると（だいたい午後6時頃）、そこの薬剤師が隣の医療機関に走って行き、患者があと何人いるのかを確認する。「あと3人だから…15分くらいね…」なんて会話も聞こえてくる。そして、件の「あと3人」が来局すると、バッと薬局を閉め、もう誰も受け付けない（私が来たからというわけではなく、普段もこんな感じである）。こうしたことはいまだに多いが、こんな光景を見てしまうと、やはりほとんどの薬局が医療機関の付属施設であるとしか思われな

第2章　今昔物語〜変わらないから古くならない〜

いのも当然だろう（店名も似たり寄ったりだし…）。

　人を創らないと「早い」、「美味い」、「安い」は実現できない。また、さらに必要なのは「客作り」である。通り一遍の会話では客との関係は構築できない。やはり、自分たちが本当にやろうとしていることを客（患者）に伝え、協力してもらう姿勢が大切である。それが薬局の運営の合理化にもつながるのである。

結局、店づくりとは？

- さまざまな創意工夫で、人を集める努力を繰り返し、それを理解し、協力し、新たな創意工夫を試みる<u>人づくり</u>
- 働く人達の努力を正面から受け止めてもらうための伝達の努力を通じての<u>客づくり</u>
- 良い店の空気は<u>働く人達</u>はもちろん、<u>お客さん</u>によっても作られる

図15

　以前、薬局でスカイプの講習をやったことがあるが、「こんなにたくさんの患者さんから電話がかかってきたのは薬局始まって以来」だったそうである。「使い方がわからないから教えて」から始まり、スカイプによってほとんどの患者との間でコミュニケーションができるようになったのである。さすがに無制限というわけにもいかないので、時間を決め（午後2時〜3時30分）、薬剤師と患者の双方で連絡をとる形にしたところ、患者から連絡が来ることによって、薬剤師としても仕事がやりやすくなり、良いコミュニケーション関係が構築された。しかし、非常に属人的なことだが、リーダーシップをとってくれていた薬剤師がいなくなると継続できなくなってしまった。残念ながら、薬局としての風土にはならなかったのである。

　実はスカイプをやる前に何度も繰り返しやっていたことがある。それは、患者に「一度、ゆっくり話をしたいから、○日の○時頃に

薬局へいらっしゃることはできますか？」と聴く場合、患者が薬局に「来られるか」、「来られないか」をどう判断するか？　ということである。

　よく薬剤師は、ルーティンワークで調剤録かなんかに患者の住所を記録している。しかし、それでは単なる住所録であり、それだけで満足しているのであれば、年賀状でも書くのかと言いたいところである。私が以前から奨めているのは、これをグーグルマップにプロットすることである。薬局から患者の家までの時間(歩いて○分、車で○分)がすぐに把握できるし、拡大すれば患者の家までの通り道に「パン屋がある」とか、「花屋がある」といったことも一目瞭然である（こんな便利なツールがあるのに活用していない）。

　患者の家から薬局までの所要時間がわかれば、次はグループ分けである。これは例えば、次の形で実践することができる。

① 　薬局まで歩いて15分以内の患者の場合であれば、患者の調剤録に青色の○をつける。

② 　薬局まで歩いて15〜30分の患者の場合であれば、患者の調剤録に黄色の○をつける。

③ 　薬局まで歩いて30分以上の患者の場合(この場合は車で○分ということにもなる)であれば、患者の調剤録に赤色の○をつける。

　このようにすれば、赤色の○の患者は基本的にすぐ調剤、黄色の○の患者はその日の薬局の混雑状況によって対応を変える、青色の○の患者は「今度、ゆっくり話がしたいから明日の○時頃に来ることはできますか？」とすると、実に見事なくらい、患者も「わかった、来ますよ」と言ってくれるのである。

　中には「ナニ言ってんだよ！」といった反応の患者もいるが、そういうタイプはごく少数（10人中1人か2人）で、ほとんどの患者が「いいよ、来るよ」と言ってくれる。余談だが、薬剤師はこの少

数の1人か2人にビビってしまう。1人に「NO」と言われると全員が「NO」であると判断するらしい（非常にもったいないことである）。

そうすると、青色の○で「YES」の患者であれば、今すぐに調剤をする必要はなく、約束した日時に間に合うように調剤すれば良いわけである。薬剤師の作業（薬を詰める）では、どのようにピークを崩すのかが重要となる。薬局の不思議――なぜ、作業を分散させることを考えないのか。

また、これは薬棚についても同じことがいえる。在庫管理の常識からすると、基本的にファーストムービングアイテム（一番よく動く品物）は、一番広いスペースで、かつ一番使いやすい場所に置く（あまり動かない品物は隅に置く）。しかし、多くの薬局はそういうことを一切せず、アイウエオ順（またはアルファベット順）で薬棚を整理している。これによって、ミスピッキング（同じような名前が続くから起こる危険性は高い）だけでなく、作業効率も非常に悪くなり、薬剤師の動線を調べると笑ってしまうくらいにひどかったなんてこともあった（何でこんなに右往左往するの？）。では、「なぜ改善しないのか？」と尋ねると、「他店舗からの応援が来た時に、どこに何の薬があるかが一番わかりやすいんです」との回答、いやはや、ただ単にそれだけの話である。

他店舗からの応援と聞いて、ちょっとした規模の薬局にありがちな光景を思い出した。これにはいつも笑ってしまうが…。「今日は○○店へヘルプに行きます」（キャバクラ？「ヘルプ」って何？　恥ずかしくなってしまう）。

13.「規模」のもつ意味と生産性

結局、日本の薬局の最大の課題は「規模」だといえるが、これには2つの意味がある。

1つは店舗の広さである「面積」で、例えば、今のようにオートメーションやロボットの技術が発達してくる（日本のメーカーの調剤マシンは相当な性能をもっており、しかも安価で供給されている）と、そうした機材を、6万軒はあるといわれる日本の調剤薬局のうち、どれくらいが設置可能であろうか？　おそらくごく少数なのではないだろうか。

　現時点で一番高性能な調剤マシン（ロボット）の場合、1台あたり120品目くらいしか薬が入らない。しかし、オートメーションの効率性を考えれば、全調剤行数の70％前後をオートメーション化することが一般的なため、240～250品目の薬を調剤ロボットに入れる必要がある。とはいえ、現状の調剤薬局の面積（調剤室の広さ）で、巨大な調剤ロボットを2台も設置できる薬局はほぼないといえる。

　もう1つは、調剤の「量」である。仮に調剤ロボットを設置した場合、24時間稼働させなければ意味がない。もし、1千何百万円もする調剤ロボットを1日4時間しか稼働させないのであれば、これは「無駄」以外の何物でもない。調剤の「量」を増やす必要があっても、現状では薬局の「規模」が小さすぎるのである。

　このような高性能ロボットの能力を100％活かした場合、単純計算すると、20秒で処方箋5行、1分で15行、1時間で900行の処理が可能である。これは約200枚の処方箋に相当し、仮に1日20時間稼働させたとすると、実に処方箋4,000枚の処理能力があるということになり、これは平均的薬局サイズの60～70軒分の「量」にあたる。

　これを簡単に説明するなら、例えば、今、ここに1日50枚の処方箋を応需する薬局があるとする。これを処理するためには何人の薬剤師が必要であるか？　薬局経営者の一般的な答えとしては概ね2.5人である。なぜかといえば、薬剤師も人間であるから、休んだりする場合もあるし、処方箋の40枚／日制限（員数制限）という縛りもある。この問いに対する回答はこれでOKである。では、それが

10倍の処方箋500枚ではどうだろうか？　薬剤師もやはり10倍の25人が必要だろうか？　処方箋の40枚/日制限をふまえると、薬剤師が25人いれば、2倍の1000枚（25人×40枚）の処方箋が捌ける計算になるわけだが、そうなると「うーん…」となり、「まぁ、20人以下（16人とか17人くらい）でできますよね」となる。また、薬局の規模が薬剤師10人となると、薬剤師の生産性の問題が出てくる。それでは、5000枚ではどうだろう？　薬剤師が150人も必要だろうか？　こうした「規模」の発想が、日本の薬局には足りないのである。

　薬局の経営努力とはいったい何かといえば、やはり生産性を上げることだと思う。生産性が上がらなければ、これから先、ジェネリックが増えて薬の単価が下がり、その一方で調剤報酬の上がる見込みは薄い。どうやって経営していくのか？　生産性を上げるしか方法はないのではないか？　薬の単価や、調剤報酬が下がった分だけ給料を下げて良いのであれば話は別だが、それは不可能なのだから、生産性を上げるしか方法はないのである。その時に一番肝心なのが「規模」である。いずれにせよ、ロボットを導入しようとすれば「面積」の「規模」が必要になるし、ロボットを導入した後は「調剤量」の「規模」が必要となる。処方箋の40枚/日制限に関係なく、「規模」は絶対に必要なのである。しかし、その点を日本の薬局の大半が考えていない。とにかく「場所があるから薬局を作る」的なことをやる。計画性という観点からすれば、各店舗あたりでの計画がない。例えば、日本にも何百店舗を誇る規模の薬局チェーンがいくつかあるが、組織としてのビジョンはあっても、店舗あたりの計画というものがない。このことは「不動産屋」とよく揶揄されるが、過去には、とにかくそこそこの処方が出てくる医療機関を見つけると、そのそばの土地をいかに確保するかという競争が経営を決めていた時期があった。同業に土地を取られないために、必要とあらば

2店舗出す——そんな今では考えられないこともやっていたのである。

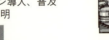

効率・生産性

オートメーション導入、普及
→ 資本の論理鮮明

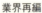

業界再編

・大量生産に馴染む調剤

・大量生産に馴染まない調剤　　→ 分業

Refill, Mail Order, Closed Door Pharmacy

図16

14. 員数制限をどう考えるか？

　員数制限（処方箋40枚/日制限）も、生産性の話をふまえると非常に悩ましい問題である。アメリカは行数で処方を数えており、「行数あたりいくら」という、いわゆるプロフェッショナルフィーであるが、日本はいまだに処方箋の「枚数あたりいくら」であり、何行書いてあるのか、何日分なのかがわからない。枚数は作業量ではない——このあたりは政治や行政の分野であるからなんとも言えないが、無駄であることはたしかである。しかし、問題だと皆が認識していながら、改善しようと働きかけない。特に前回（2016年）の診療報酬、調剤報酬の改定以降、薬局経営には陰りが見え始めていた。そして、今回（2018年）の改定——4月分の調剤報酬を請求して6月に入金された時「こんなに少なかったの？」——やっと気がついたのである。やはり、生産性のことを深刻に考えなければ薬局経営は成り立たないのである。しかし、員数制限の緩和、あるいは解除

賃金
※専門技術職の評価

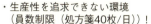

- 生産性を追求できない環境
  (員数制限（処方箋40枚/日))！
- 人間の能力は、100円単位では計れない！
- 現実は100円単位の評価！

- 従業員として見るのか？
- パートナーとして見るのか？

↳ 配当 ＝業績向上によってのみ得られる(Win-Win)！

員数制限の緩和

- 昭和21年の古い法律
  ○当時の薬の性格 → 調剤に要する時間
- 一方、服薬指導等
  ○経済的理由を患者に押しつけていないか？
  ○患者のピーク崩しの工夫 → システムが Key
  ○患者を処理してはいけない

※薬剤師も生産性、効率性が求められる

員数制限

処方箋40枚/日の制限は何のため？

タテマエ：調剤品質
ホンネ：雇用確保

↘ 落とし穴

1980年代後半〜日本の労働運動は、賃上げ（雇用確保）
↓
労働運動は実質的崩壊
↓
薬剤師会はどのベクトルを選ぶのか？

↙

- 機能、職能の拡大＝雇用創出
- 薬剤師と調剤マシンを同列におかない!!

図17

といった所まで議論が発展していかない。日本薬剤師会の主眼は相変わらず薬剤師の職域の保護であり、日本にいる約26万人の薬剤師の職場を確保することにしか興味がないようである。それを考えると、むしろ今の員数制限を30枚/日制限または20枚/日制限にしないと、実は薬剤師の職域は確保できないかもしれない。その時、皆で保険にぶら下がってきた薬剤師はどうなるのだろう？　日本の場合、アメリカのようなコンサルティングファーマシストや、スペシャリティファーマシストといった職域はないから、薬剤師自身が自分のできる仕事の範囲を拡げていかなければならない。職域確保から薬剤師の職能の拡大へ、発想の転換が必要なのである。

おわりに

　南カリフォルニア大学の知人（現在、あるセミナーで私と一緒に仕事をしている）からのメールによれば、「今はすべてが対 amazon で、薬局が今後も、いわゆるトラディショナルなオペレーションを続けていけば、いずれはすべて amazon にもって行かれる。それでは、amazon ではないもの、amazon ができない仕事とは何か？　わかりきった話、ドクター、ナース、ファーマシストが1つの単位を

原点に還る

調剤業務の再点検（これで良いのか？）

・薬剤師は、意欲を持って働いているか？
・患者は、サービスを高く評価しているか？
・処方元は、安心しているか？
・情報は、処方元に充分フィードバックされているか？
・納入業者（医薬品卸）、製薬企業等は、取引に満足しているか？

※周辺住民は？
⋮

図 18

構成し、医療チームとして地域に貢献していくことだろう。そうしない限り、大規模で効率的で生産性が高くて——といった話だけで利益を追求しても、すべて amazon にやられてしまう」——実に深刻な内容だが、彼はこれをセミナーのテーマにしたいと言う。私もぜひやりたいと考えている。

第3章 （私が）これからやるべき仕事

　本章は、やはり私がセミナーにて講演した「日本の医療と薬局・薬剤師」(2017年)、「Speciality Pharmacy」(2017年)、「アメリカの医薬品卸から営業はいなくなったが、日本の医薬品卸からは？」(2018年) の3テーマのスライドをベースにしている。これらは一昨年の春くらいから暖めて手を入れてきたもので、私にとっては「3部作」的位置付けになる。

1. 健康サポート薬局とは？

　一昨年の春、私が思っていたことは、「健康サポート薬局」という言葉のイヤラシサである。ちょうどその頃、皆がこぞって「健康サポート薬局」と言い出し、「右へならえ」となったわけであるが、健康サポート薬局とは本当のところ何なのだろう？　もともと、健康サポート薬局が登場した背景には、ご存じのとおり、地域包括ケアシステムがある。では、地域包括ケアシステムとは何なのだろう？　図1にも示したとおり、地域包括ケアシステムとは「重度の要介護状態になっても、住み慣れた地域で自分らしい暮らしを人生の最後まで続けることのできる住まい、医療、介護、予防、生活支援」をインテグレートしたものと定義されている。

　しかし、例えば、私が重度の要介護状態になったとして、私をサポートしてくれる人は何人必要かを考えてみると、8時間労働として、1日最低3人は必要になる。仮にそんな重度の要介護状態になった人間が100万人いたら、それをサポートする人間は300万人必要になる。そんな人数が一体どこにいるというのか？　本当にできるの？　という話である。

第3章 （私が）これからやるべき仕事

健康サポート薬局の背景

地域包括ケアシステム

> 重度の要介護状態になっても、住み慣れた地域で自分らしい暮らしを人生の最後まで続けることのできる住まい／医療／介護／予防／生活支援

<u>インテグレーション</u>

Integrated Healthcare Network (IHN)というアメリカで実験中のモデルが背景にある
↓
Healthcareの垂直統合型モデル

※水平統合は規模の利益の追求
※垂直統合は住民に切れ目のないサービス提供

図1

平成25年の調査では、介護福祉士の数は16万5494人しかいない。また、この業種は、全労働者中で最も離職率が高い（21.6％）とされている。ちなみに薬剤師は28万8000人もいるが、これらを全部足しても足りないのは明らかである。重度の要介護状態になった人が、地域包括ケアシステムの定義にあるとおりに暮らせるような、そして、そうした暮らしが守られるようなインテグレートされた社会的なシステムが本当にあるのだろうか？　仮にあったとしても、それは健康サポート薬局のようなもので支えられるのだろうか？

健康サポート薬局の目指すもの

必須条件：かかりつけ薬剤師

何を？：①服薬情報の一元的管理／薬学的管理指導
　　　　→　電子処方箋
　　　　②24時間対応／在宅
　　　　③かかりつけ医をはじめとした医療機関との連携強化

図2

電子処方箋

(日本型の構想)

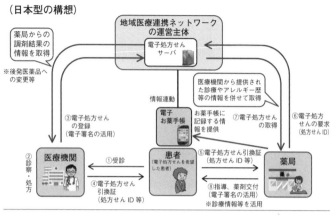

(アメリカでの運用)

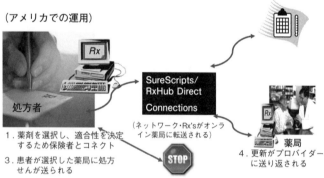

- SureScriptsは、新しい処方せん、リフィルの許可と否定、変更要求を伝達するため、二方向の電子接続性を95%の薬局(オンライン、または現在処理中の薬局)へ提供する。

図3

24時間対応/在宅

・介護福祉士(平成25年):165,494人
→ 離職率:21.6%(全労働者の16.2%)

・薬剤師(平成26年):288,151人
→ 実働:272,000人
　うち、薬局:161,198人

※合計:320,000人
※人口10万人あたり:250人

図4

かかりつけ医をはじめとした医療機関との連携強化

日本のイメージ　→　多職種連携

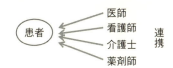

これからのイメージ　→　情報共有

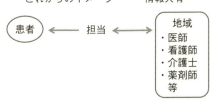

※患者の収入源=年金、医療保険、介護保険
　→　本当であれば縮減

図5

調剤報酬の方向性

※限られた医療財源
・重点を決め、コストシフト
・調剤報酬総額の圧縮(2/3)？

重点が"かかりつけ薬剤師"

※しかし、健康サポート薬局の3大ファクターを充足
できないなら圧縮対象となる。

①電子処方箋
②門前から中型・大型地域薬局／配送力
③患者情報の共有

実現のためにIT、ICT

医療財源分配の方向性

※ますます高齢化が進む
※ますます医療が高度化、高コスト化する

・高齢者医療
　2030年：75歳以上の医療費は現在の1.5倍(21兆円)
・終末期／地域格差／世代間格差
　→　高齢者の負担増　and/or　給付制限
　→　治療からQOLへ
・高度先進医療／スペシャリティ医薬品
　○受益者負担
　○医療保険
　○専門医制度

図6

第3章　(私が)これからやるべき仕事

　これがそもそもの疑問であり、つらつら考えていたら「絶対にどこかに元ネタがあるはず」ということに行き着いた。探してみると、アメリカに IHN（Integrated Health care Network）というモデルがあった。アメリカの今までのヘルスケアは、すべて水平統合型のモデルであり、病院同士が統合して規模を拡大していく、薬局も薬局で合併して同様に規模を拡大していくというパターンであった。しかし、実は水平統合というのは非常に曲者で、例えば、水平統合によって50の病院になったとして、「あの地域の病院は不採算だ」ということになると、規模の論理の恐ろしさで、不採算なものは「切ってしまえ」ということになる。あるいは、「あの病院の診療科目は不採算だ」ということになると、やはりそこだけ切ってしまう。患者からすると、「切られた」病院や診療科目とのアクセスがたちまちにして失われることを意味する。そうなると、今までずっと水平統合を許してきたけれども、これではまずいということになり、「垂直統合型のモデルをやろう」と、言い出したのである。

　垂直統合とは簡単に言うと、いわゆる最も高機能（高度）な病院から順番に下りていき、一番下が薬局になるモデルで、患者の容態に応じた機能によって施設を垂直に統合する方式である（今、日本でも言われている、いわゆる「切れ目のない医療を提供する」モデルである）。実際、アメリカでは人口約60～80万人くらいの規模のところに1ヵ所、そうした垂直統合型のIHNモデルがすでに存在しているケースがある。では、水平を垂直にすると突然何かが変わるのか？　という疑問が湧き、IHNモデルを一体誰が運営しているのかを調べてみると、いわゆる健康保険のプロバイダー（ヘルスケアプロバイダー）、要するに株式会社が運営していることがわかった。株式会社であるから、当然ながら利益を追求するわけで、突然、水平を垂直にしただけで不採算部門を「切る」とか、「切らない」といった話には展開しないはずである。では、なぜそうしたのか？

さらに調べてみると、この手のヘルスケアプロバイダーが国民に提供している医療保険、つまり、典型的な「マネージドケア」といわれている保険は、日本とは違い、医療提供者に対して出来高払いをしておらず、キャピテーション（人頭払い）という方法が採られている。例えば、私がある地域の医師で、500人の患者と契約しているとする。これらの患者達の前年までのデータを分析すれば、患者ごとに大体どれくらいの医療費を使っているのかがわかる。これにいくらかの係数を掛けると、この500人の契約者（患者）1人あたり、1ヵ月どれくらいの金額が保険会社から私に支払われるのかがわかる。これによって非常に安定的に、医師側とすればありがたい収入源を得ることができるのである（医師は保険会社と契約しており、患者500人は被保険者ということになる）。この状況で医師として一番ハッピーなのは、契約者である患者が治療に来ないことである。何もしなくても500人分のキャピテーションはいただけるから、最高にハッピーであり、ありがたいことである。

　当たり前のことであるが、病気というものは突然罹るものである。アメリカの場合、例えば、突然熱が出たとする。かかりつけの医師（いわゆるファミリードクター）に連絡すると、今、熱が出ているのに、「2週間後の〇〇時に来なさい」と言われることがある。「今すぐに診療して欲しい」と言うと、「近所にアージェント・ケア（Urgent Care、これには保険が関係していないので、保険が使えない）がある」と言われる。要する自分の所に来させないようにしているのである。「アポイントメントをとる」、「予約をする」というのはすごく良いように思われるが、実は患者をなるべく来させないように…との側面も見え隠れしている。

　アメリカの保険の仕組みでもう一つ重要なのは、患者はどんな場合でも、ゲートキーパーである契約した「かかりつけ医師」の所へ必ず行かなければならないとされていることである（そこに行かな

いと保険が使えないケースが多い)。それで「2週間後です」と言われれば、まさにお手上げである。病院を扱ったアメリカのテレビドラマや映画は、たいていERが題材になっているが、なぜあんなに忙しいかというと、アージェント・ケアと同様、かかりつけ医師にアクセスできない人たちばかりが来ているからである。アメリカの病院システムで日本との最大の違いは、勤務医はERにしかおらず、それ以外はほぼ、契約医であるところだろう。つまり、医療を受けることを制限する形によって、この垂直統合型のモデルが成り立つのである。ということは、うがった見方をすると、地域包括ケアシステムを稼働させるためには、この「人頭払い制度」を導入しなければ実現は難しいのではないだろうか？　今のようにフリーアクセスで、「好きなようにしていいよ」のままでは、とうてい不可能なのではないだろうか？

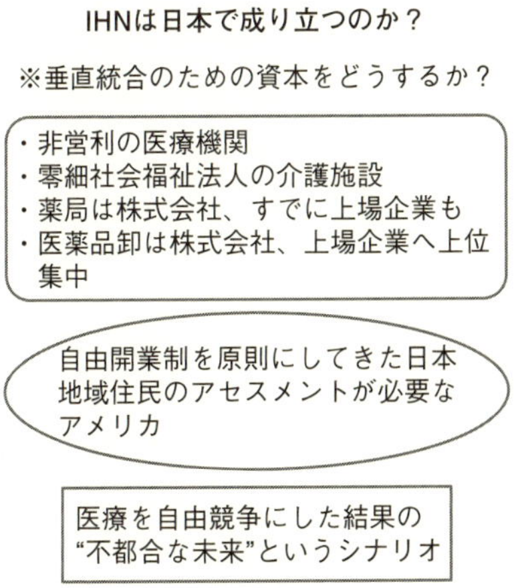

IHNは日本で成り立つのか？

※垂直統合のための資本をどうするか？

・非営利の医療機関
・零細社会福祉法人の介護施設
・薬局は株式会社、すでに上場企業も
・医薬品卸は株式会社、上場企業へ上位集中

自由開業制を原則にしてきた日本
地域住民のアセスメントが必要なアメリカ

医療を自由競争にした結果の
"不都合な未来"というシナリオ

図7

世間では「地域包括ケアで…」と、医師や薬剤師たちがいろいろ言っているが、こうしたことをふまえると、地域包括ケアシステム

の実現は非常に困難だと考えざるをえない。一体「誰」がお金を払うのか（負担するのか）が全く決められていないのだから、いわば絵空事である――ちょっと考えものではないか。そうなると、地域包括ケアシステムにともなって登場した健康サポート薬局も考えものであるということになる。事実、健康サポート薬局の定義を見ていくと、現在の調剤専門薬局において実施していくことは非常に難しく、ドラッグストアが主役になるのかと思ってしまうほどである。

2. 薬局という不思議な世界

　私のセミナーでは「○○を対象にして考えている」とか「○○（あるいは○○の人達）が対象外なのは、実際問題不可能だから」などと、具体的に名前を挙げることにしている。それを聞くと受講者の皆さんは「がっかり」するが、私はいつも「だまされてはいけない」、「行政の罠」ということをずっと言い続けている。端的な例はジェネリックである。ジェネリックはそんなに喜んで飛びつくものではない。なぜなら薬の売上げが下がるからである。ジェネリックの使用比率が上がれば上がるほど、薬局は自分の首を自分で徐々に絞めているのである。実際、薬局の取扱い品目数は、一昨年あたりくらいから増加の一途を辿っており、首都圏（特に23区内）の薬局における在庫数は多いところで2,500品目くらいになっているという。とてもではないが、人間の手に負える数ではなく、在庫管理なんてできないレベルにまで来てしまっている。

　とにかく薬局という所は不思議な世界で、こうした議論の最中でも、皆、薬局として、OTCやその他の品物といった、医療用医薬品以外の売上げを増やしていく努力をしていかなければならないと言っている。そこで私が「では今、医療用医薬品以外の売上げは、お宅の売上げの何％？」と聞くと、大体2％くらいである（2％あったら良い方ではあるが…）。これを2倍（4％）に増やすにはどうす

第3章 (私が)これからやるべき仕事

るのか？ といえば、「値下げする」、あるいは「品目を増やす」(在庫をどうするつもりなのか)というのである。はっきり言うと、せっかくの調剤専門薬局なのだから調剤専門薬局としての機能を薬局の内外に拡大することを優先させ、健康サポート薬局という名前につられて、そういう無駄な努力(医療用医薬品以外の品数を増やし、結果的に不動在庫を抱えて廃棄するというような悪循環)をするこ

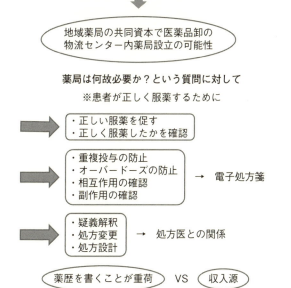

図8

とはやめた方が良いと思うのである。

　では、いわゆる規模（面積および調剤取扱い量）の小さな調剤薬局が、医療用医薬品以外の品物を取り扱う方法がないのかといえば、そうではない。要はカタログ販売である。欲しい物があれば取り寄せる形とし、在庫は残さない。今ならネットを利用すれば簡単に実行可能な方法である。ネットで薬を注文して、リストに登録されている薬局（いつも自分が利用している薬局、あるいは近所の薬局）で受け取る。こうした損失を出さないビジネスモデルに取り組む企業が現れてきていることは、非常に喜ばしい。

3. 電子処方箋の時代

　アメリカのいわゆる宅配便は、荷物をとても乱暴に取り扱う。配達に来ても不在である場合、玄関や軒先に荷物を放り投げ、配達先の住所表示や部屋番号を写真に撮り、その証拠物件をポストに入れて配達完了である（日本のように手渡しではない）。これでは高価な品物は頼めないし、当然ながら盗難が発生する。結局、ネットで注文し、指定した場所で荷物を受け取るという方法が、高価な商品を皮切りにだんだん普及していくこととなった。アメリカでは医療用医薬品がメールオーダーできるものの、ある意味これは非常に危険であるため、自分が指定した薬局で薬を受け取れる仕組みも生まれてきている（amazon→Pill Pack→Whole Foods）。

　この方法の他に、調剤薬局が医療用医薬品以外の品物を取扱い、利益を出す方法があれば見てみたいと思う。なぜなら結局のところ、在庫負担（金額あるいは期限切れの続出など）があまりにも大きいからである。「結構売れたけど、在庫がこんなに残った…」と、在庫処分のために利益を吐き出さなければならないのであれば、それは本末転倒である。

　ご存じのとおり、3年前（2016年）の4月1日より、日本はいわ

ゆる電子処方箋を解禁した。今までのところ実績はないが、その時に示されたのが図3である（「電子処方箋の運用ガイドライン」）。要は地域医療連携ネットワークの運営主体が持っている電子処方箋サーバーに、患者の処方データが蓄積されていくことがポイントである。例えば、A医師がB子さんを診察し、薬を処方した場合、B子さんの処方データが処方箋サーバーに蓄積される。さらにB子さんがC医師の診察を受けて処方箋を出された場合、これも処方箋サーバーに蓄積される。つまり、患者であるB子さんを軸にして処方データを残していくことに意味があり、医師がどんな処方をしたかという記録を残しても意味がないのである。このように、患者ごとに診療を受けた病院、調剤された薬局、診療や調剤を受けた回数などといったデータがどんどん残っていくことを、Patient Medical History（患者の医療・処方歴）という。

　仮にB子さんが、違う日にA医師、C医師以外の別の医師の所に行って診療と処方を受け、さらにいつもと違う薬局（D薬局）で調剤をしてもらったとしても、処方箋サーバーにあるB子さんのこれまでの処方歴は、D薬局でも確認することが可能である。前回（2016年）の診療報酬、調剤報酬改定の時から「かかりつけ薬局」という言葉が消え、「かかりつけ薬剤師」となったのはこのためである。ネットワークがかかりつけ薬局の役割を果たすことによって、かかりつけ薬局自体が不要となり、かかりつけ薬剤師と言うようになったのである。

　では、今度はC医師の書いた処方箋を、また違う薬局（E薬局）が受け、処方箋サーバーでB子さんの処方歴を見たとする。すると、B子さんの処方歴と今回のC医師の処方の内容から、例えば、薬に重複がある、DOSEが大きすぎる、今回処方された薬とB子さんが現在服用している薬との間にインタラクションがある…といったことがわかった。この場合、E薬局の薬剤師はどうすれば良い

か？　B子さん（患者）にその旨を伝えても意味はなく、今回処方箋を出したC医師へ「先生、現在この患者さんは、別の医師に〇〇という薬を処方されているので、今回の処方だと相互作用がありますから調剤はできません、処方を変えてください」と言わなければならない。これがかかりつけ薬剤師としての機能なのであるが、このことを私がセミナーなどで言うと、大半の薬剤師は「それは難しいね…、かなりハードル高いね」と言うのである（ハードル自体が高くなったり、低くなったりはしない。それは常に一定であり、「高い」、「低い」は自分の目線によるのだが…）。

　そうすると賢い者が出てきて、「だったら、サーバーにちょっとした仕掛けを作っておいて、調剤できない理由があれば、その理由と一緒に処方箋を処方医に戻せば良いのでは？」という場合があるが、実はアメリカでは、医師、薬局、保険会社のネットワーク上ですでに行われていることなのである。

　アメリカの場合、医師が処方箋を第一に送付する先は薬局ではなく、患者が加入している保険会社である。保険会社では、患者の加入している保険商品で、今回処方された薬が決められた窓口払いで間に合うのかどうかからチェックが始まり、今、患者が同時に服用している薬との相互作用等についてもチェックを行った後、処方箋を医師に返却する。「直すべきは直せ」とされる場合もあるが、それは保険会社が支払いをするのであるから、一番強いのは当然のことであり（これは日本も同様で、一番強いのは社会保険である）、そうなった場合、医師は処方を変えざるをえない。また、医師は患者に対して「もし、自己負担をする気があるのなら、この薬が使えますよ。でも、今回の〇〇と△△は、今服用している別の薬と××の理由でダメなので変えますよ（あるいはやめますよ）」と、患者に了解を求めた後、作成し直した処方箋をもう一度保険会社に送り、OKをもらうのである（こうした手続きを経てはじめて処方箋として成

第3章 (私が)これからやるべき仕事

立するのである)。これをアメリカでは、ほぼ100％電子的に薬局へ送付し（日本でいう電子処方箋)、患者が薬局へ薬を受け取りに来る仕組みである。なお、大事なことは、最終的に保険会社が処方箋にOKを出した時点で支払いが成立していることである（日本のように60日も待つ必要はないのである)。

そして、すべてはそこから始まる。アメリカでは、薬局や医療機関が医薬品卸から薬を購入する場合、納品、請求、支払いが同時に行われるが、その理由は、保険会社が処方箋にOKを出した時点で支払いが成立しているためである（本書の第4章のSF？ は、この事実に基づいている)。

アメリカにおける保険会社による処方箋のチェック、電子処方箋、購入した薬の納品、請求、支払いの方法（処方箋の承認＝支払い）といったこれらの事実は、非常に重要なポイントだといえる。日本も電子処方箋を（本当に）運用していけば、当然このような形になってくるはずである。問題は、「社会保険一家」（日本年金機構や全国健康保険協会）と呼ばれる組織の相当数の職員が職を失うか、公務員的な身分から離れなければならないことだろう。サーバーが全国に何十台かあれば十分であるから、メンテナンスをする人間以外、人の力は必要ないのである。

国鉄の分割民営化の時にも大きな反対の声があったし、郵政の民営化の時にも自民党の内部抗争があった。ところが、健康保険の民営化については、実は議論のテーブルにすら載っていないのが現状である。これだけ財政的な負担があり、傍目から見れば、もはや危機的状況、倒産寸前のところまで来ているのに、全くそうした話が出て来ないのは不思議である。

仮に、日本でアメリカのようなシステムを導入するとどうなるだろうか？　答えは「薬剤師がいらなくなる」である。「かかりつけ薬剤師」は薬局のカウンターで、する仕事がなくなってしまうのであ

る。だからこそ、第2章で「本末転倒」と言ったように、薬剤師は外に出なければならない。暑い夏に涼しい薬局で患者を待っている（患者は暑い中を薬局にやって来るのに…）のではなく、寒い冬に暖かい薬局で待っている（雪の中、高齢の患者だってやって来るのに…）のではなく、外へ出るべきなのである。「薬剤師の皆さん、薬局の中では仕事がなくなるんですよ。地域活動こそが薬剤師のこれから先の生きる道なんですよ…」この3部作を用いたセミナーでは、そのような提言を同時にしていたのであるが、今のところ何のムーブメントも起きていない。しかし、薬剤師が地域的な活動をする、そういう人達になるという私の見解は、外れていないと考えている。なお、医薬品卸にそのような動きがあることは、大いに評価すべきである。

4. 日本版IHNと社会保障制度

　では、日本版IHNは成り立つのかといえば、それは非常に難しいであろう。その理由は図7で示したとおりである。垂直統合のための資本を一体誰が出すのか（まず資本が絶対に必要である）であるが、その当事者として、例えば、いわゆる社会福祉法人、薬局、医薬品卸…などが考えられる。しかし、そうした所が、このような資本を出すことはおそらくないと思われる。では、どこが？　答えは自ずと出て来るのであるが、アメリカのように保険会社（この場合は、日本の保険会社）が引き受ける以外に方法はないのである（とはいえ、それは簡単な話ではない）。

　3年前（2016年）の12月、日本経済新聞に「砂上の安心網」というタイトルの特集記事が掲載されていた（日本の社会保障問題を問うシリーズの第一弾だった）。それは「202×年のある日、時の内閣総理大臣が記者会見をして、『日本の社会保障制度を解散します』と宣言する」ところから始まるフィクションをベースに、日本が抱え

る特に身近な問題について提起する内容であった。どうやら医療関係者はあまり注目しなかったようだが、実際、嫌な話だから仕方がないのかもしれない。もし、日本でIHNのようなもの、あるいは地域包括ケアシステムのようなものを本気で実施するというのであれば、保険の根幹を徹底的に見直さない限り、簡単にはいかないだろう（国民に対して無制限に負担を強いるのであれば別だが…そこまでやられたら、いくらなんでも皆、怒るだろう…）。

健康保険制度は当面維持…

現行のフリーアクセスを前提とした健康保険の限界

①高齢者医療と負担

②世代間の不公平感
　→　賃金上昇分の50%が社会保障負担増で相殺されている

③高度先進医療／スペシャリティドラッグ

変化せざるを得ない

図9

5. 利益率を見る角度

この図10は、自分でも面白いと思っている。セブンイレブンは毎年（毎期）、利益の最高益を更新しているが、その主な理由は何かを考えると、気の利いた人なら「プライベートブランド（PB）があるから」と察しがつくだろう。ずいぶん前から、コンビニ店舗内のかなりの商品がPBで占められている。PBは買い切りであるから、仕切り価格は低く、利益率は高い（その一方で在庫リスクもあるが、

絶対に利益は上がる)。また、物販だけではなく、手数料商売も利益に貢献している（モノを売らないから粗利は非常に高い)。

私のセミナーはよく「現実離れしている(…がおもしろい)」と評価される。

決められた制度、枠組の中で仕事をしている！
→ 日本の専売制度はどうなったか？
→ 適配条例はどうなったか？
→ クリーニング業（クリーニング師）はどうなったか？

世界は、ITとクレジットで様変わり!!

※私の持論
・「沈黙から規制緩和は生まれない」
・「規制緩和は、必ず市場を拡大するが、適者生存の法則が働く」

　　　　　日本の小売　→　プレイヤーは様変わり

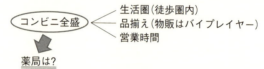

コンビニ全盛
― 生活圏（徒歩圏内）
― 品揃え（物販はバイプレイヤー）
― 営業時間

薬局は？

図10

さて、ここからが笑い話である。以前、セブンイレブンで100 g/100円の総菜を売っていたことがあった。酒のアテを買いに来ていた私は「1品100 gもいらない、それよりも品数が欲しい」と思ってしまった。店員に話したところ、どうやらそれが「客からの要望」（私と同様の考えの人が他にもいたのだろう）として商品開発部門へ伝わり、60 g/80円の総菜が登場した。客から見ると「値下がりした」ように感じるかもしれないが、内容量は減っているのだから利益率は大きく上がるのである。

では、薬局で同じ手は使えないだろうか？　ここでキーワードと

なるのが「心配だから」である。この言葉にはものすごい効果がある。例えば、病院で、特に高齢の患者に対し「○○さんのことが心配で、今、1ヵ月に1回しか来院していないけれども、3週間に1回くらいのペースの方が良いと思いますがどうでしょうか？ もし、時間があれば2週間に1回ではどうでしょうか？」と訊くと、患者は「イヤだ」とは言わない。むしろ「先生が私に『会いたい』って言うから行く」といった反応になる。これは日本がアメリカと違って「人頭払い」制ではないからできることであり（人頭払い制なら、患者が何回病院へ行こうが値段は一緒なので、病院にとって効率が悪い）、実は病院と薬局が組んで、こういうことをやっている所は何軒もある。

　昔からの面白いデータがある。濃厚診療では患者が増え、あまり濃厚ではない（希薄な？）診療では患者は来ないというものだが、「何もしてくれない」よりも、無駄だと思うようなことでもやってあげると「あそこの先生は丁寧だ」ということになり、患者が増えるのである。

　私が昔、病院のコンサルタントだった頃によくやっていたのが、同じ病名の患者のカルテを年齢別、男女別に整理して保険請求の点数を調べることであった。そうすると、同じ病名であるのに請求額に差が出てくるのである。よく見ると、病院が忙しい時間帯に来院する患者の方が、保険点数が高いのである。これは病院が忙しい時間帯では、いわば自動的にセットするような形で患者を捌いているためで、反対に病院が暇な時間帯に来院する患者の場合では、時間的な余裕もあり、医師と患者との会話も濃密で、ともすれば何もしないで帰すこともあるから、保険点数は低くなる。つまり、保険請求の高い患者の治療に他の患者も合わせる形とし「この疾病群で、この年齢層の、この男性患者に対しては、必ず○○をやりましょう」とすれば、それだけで病院の売上げが伸びるのである。それは予算

と実績を毎日フォローしているからこそできる芸当だが、さぞや病院の事務局は大変だったろうと思う。なお、これまで私は「病院の再建」という仕事を数多くやってきたが、大半の場合でこの手法が通用した。当然、厚生労働省には言えないことだが、凸凹があるよりはよほど良いといえる（「そんなことしてたんですか⁉」としかられそうだが…）。

6．薬局がやるべきこと

今、薬局のほとんどは、今後は在宅が主力の市場になると思っているようである。病院の病床数よりも介護施設のベッド数の方が上回っている現状についてはすでに述べた。おそらくこの傾向はずっと続いていくのだろうが、そこで問題になるのは配送力である。また、在宅であっても急性期の患者が出ないとは限らないため、そういう場合の品揃えも重要となる。さらに、いつ何が起きるかわからないから、24時間対応ということも求められるだろう。では、こうしたことを今のままの薬局ができるだろうか？

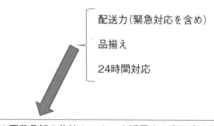

図11

だからこそ私は、薬局に「なぜ、医薬品卸と組まないのか？」と言いたい。流通（医薬品卸）と小売り（薬局）は敵同士ではない。流通と小売りがもっとコーポラティブに動いた方が良いに決まっている。例えば、地域の皆で資金を出し合い、医薬品卸の物流センター（Distribution Center：DC）に薬局を作るようお願いすることだけで、少なくとも配送力と品揃えの問題は解決する（24時間対応は、薬局ごとの話なので、これはまた別の話になる）。

しかし、その地域の人達のために、薬局が皆でそうした在宅市場を目指す薬局を作ることを考えなければならない。今みたいに、普通に薬局をやっていて、ちょっと空いている時間に在宅をやる…といったこと自体が無理なのである。なお、北海道では在宅の薬局の成功例を多く見ることができるが、それらはすべて在宅専門薬局として活動しているからである。

当然ながら、零細な薬局が医薬品卸とコーポラティブな関係になっても意味はない。1人や2人の薬剤師ではなく、地域包括ケアシステムを叫んでいるのだから、なおさら地域全体でやるべきであり、皆で資金を出し合って「株式会社○○市の在宅支援薬局」といったものを医薬品卸と組んで作れば良いのである。とはいえ、個人経営の薬局の人達にはそうしたセンスがない。「出資してそれに応じたリターンを得る」という発想が本当に乏しい。「竈の灰まで自分の物」だと思っている人達が大多数なのである（残念なことである）。

余談だが、地域包括ケアシステムや健康サポート薬局などもあり、私が「共同出資」や「医薬品卸とのコラボレーション」といったことを、（かなり）声を大きくして言い始めたのは、ちょうどこの3部作くらいからだったように思う。

7. 薬局の新しいアライアンスの可能性

アメリカの事実——。薬局の新しいアライアンスの可能性。いわ

ゆるアメリカの3大医薬品卸は、それぞれが独立薬局のグループ化を支援している。アメリカでは法律上、企業を傘下には置けないため、グループ化することで支援を行い、また、株も過半数は持てないので、直接支配できないようになっている。ただし、主導権はあくまで薬局にあるが、薬局自体については、巨大産業である医薬品卸が少なくともほぼ半分近い資本を所有しており、また、銀行からの金融的な支援なども含めて成り立つ形となっている。アメリカにおいて、いわゆる独立系の薬局が今日なお勢力を残していられるの

薬局の新しいアライアンスの可能性

※アメリカの事実

- ✓アメリカ3大医薬品卸は、それぞれ独立系薬局のグループ化を支援／NPOとして組織／主導権は薬局側
  - ◆ 何故NPO？
  - → 資産を貯めると薬局の出入りが不自由になる
- ✓グループに入る唯一の条件は、当該医薬品卸とのシングルベンダー契約
  - → 薬局は医薬品卸の在庫を引き当てることが可能
  - → 調達コストの圧縮
- ✓共同のマーケティング（医療用医薬品以外）
- ✓ジェネリックのPB化＝医薬品卸のジェネリックPB化

日本での可能性はあるか？

①ジェネリック　80％超時代
- ・共同購入（GPO）
- ・オーソライズド・ジェネリック（AG）のPB化
- ・調達コスト
- ・在庫コスト
- ・卸物流センター内薬局　→　在宅
- ・共同採用・教育

※かかりつけ薬剤師は薬学的管理が必須　→　医師の処方設計に関与

②スペシャリティ医薬品
- ・処方医が現在より限定される（どの薬局にも処方箋が来る訳ではない！）
- ・より一貫した服薬管理

図12

第3章　(私が)これからやるべき仕事

は、この仕組みがあるからだといわれている（3大医薬品卸のそれぞれが薬局グループを持っていることは非常に興味深い）。

グループに入る条件はたった1つで、それは医薬品卸とシングル

医薬品卸：過剰なサービス提供の革新

まず事実がある―

✓EOS受注：1行2円
✓電話・FAX受注：1行200円
✓定時配送：1個500円
✓緊急配送：1個5,000円
　○緊急配送の最低コスト：5,200円
　→　これに見合う利益がない配送は断るべき
　→　顧客(薬局)は医薬品卸が喜んでやっていると思っている!?

✓納品書電子化
✓請求書電子化
　○納品請求(受発注ごとの清算)
　○クレジットカード決済
　○前払い
　→　これらについてのメリットの提示

・アメリカの医薬品卸から営業がいなくなった
・受注活動は最大の営業コスト(付帯コスト大)

・医薬品卸は製薬企業の販売代理店なのか？
・顧客の需要に応える最適モデルを構築しているのか？

・営業は顧客の需要に応える＝顧客による発注
・物流センターの在庫リストを顧客に公開
・条件は、シングルベンダー

　　シングルベンダーの条件
　　①顧客のコストの最小化
　　②顧客の顧客へのサービス強化

※amazon型発注方式(ネット販売方式)

図13

ベンダー契約を結ぶことである。つまり、薬局は医薬品卸の物流センターの在庫を引き当てる（薬局が医薬品卸からバイイングする）ことになり（まさしくamazonのショッピング方法と同じである）、医薬品卸には「売る」行為はない（ただし、契約上「シングル」にしておかないと在庫が見せられないし、少々専門的になるが、GPO（共同購買組織）のテーブルに大きな影響がある）。そのため、医薬品卸の販売コストは限りなくゼロに近くなり、薬局の調達コストも非常に低くなって、ワンストップショッピングが可能となる（その他にもジェネリックの医薬品卸ブランド＝PBなどがある）。

果たして日本にその可能性があるか否かだが、将来的にはこのような形にならなければならないと考えている。

amazonが来た
→　全米28州で医薬品流通業の申請

流通・小売の融合

翌日、医薬品卸、PBM、製薬企業の株価が5%〜下落

※amazon effect
・amazonが進出すると、従来勢力の支配力は低下
・amazonが進出しなければ、将来に魅力のない市場／産業という評価

amazonが医療用医薬品（Rx）市場へ

Mail Order Pharmacy（PBM）及び
National Drug Chainが最も強く影響を受ける

その先は？

図14

8. アメリカ医薬品卸の変遷

　アメリカの医薬品卸の話。アメリカの医薬品卸からSR（セールスレップス：Sales Representative）が消えた。1960～70年代は、いわゆる医薬品卸の営業（SR）の全盛期（価格競争の全盛期）であった。簡単に言うと、「東海岸で仕入れて、西海岸で売ると儲かる」（あるいはその逆）である。それ以前は、アメリカには全国展開する医薬品卸（広域卸）というものがなく、それが出現し始めたのがこの時代くらいからであった。仕入れをするために、今まで営業地域ではなかった場所に自社の支店を出す——ということが始まったのである。

　ところが、この当時はまさにアメリカの独占禁止法の一つであるロビンソン・パットマン法の時代で、同法が発動されるケースが相次いだ。ロビンソン・パットマン法を平たく言うと、「業態別同一価格に関する法律」であり、例えば、日本全国の国立大学病院を1つの業態と考えると、この業態内において医薬品卸は自社の取り扱う製品を「〇〇病院には10％引き」、「△△病院には20％引き」といった形で販売してはならないとされ、さらに、もし、販売価格に差をつけた場合、すべての取引先の販売価格を、一番安い販売価格で揃えなければならないとするものである。

　要は医薬品卸のSRの口先での価格交渉（いわゆる「良いお話」）によって、シェアを奪うという手法が使えないのである。これは画期的なことだが、実はこの当時から「競争のルール」がすでに構築されていたわけである（それから50年が過ぎても、まだ日本はできないでいる…）。業態をどのように区分するのかは別として、このように同一業態内は同一価格でなければならないことを取り決めたのが、ロビンソン・パットマン法なのである（当然ながら、業態を越えれば差別対価が存在する）。

　このアメリカの購入価格で一番高いとされる業態は、薬局なのだそうである。ただし、保険会社の償還価格は購入価格にオンコスト

されるので、差損が生じることはない。つまり、医薬品卸がSRを動員して競争をしても、より大きな利益を得られる訳ではなく、逆に利益を失ってしまうことを、実は50年前のアメリカの医薬品卸は気づいていたのである。また、官公立、軍隊、VA(Veteran's Administration：退役軍人) に対する予算統制がこの時代から始まり、共同購入という動きが起きてきた。償還価格は購入価格に対するオンコストであるから、医薬品はコストに過ぎず、「利益を生み出さない」ということになった。客の状況が変わり、法律が変わる、競争に「ルール」が設定され、営業（SR）が本当に必要かどうか？ それが大きな疑問となった時代でもあった。

アメリカ医薬品卸からSRが消えた理由①

◆1960～70年代
　SRの全盛期＝価格競争の全盛期
　→　A地で安く仕入れ、B地で高く売ることによって利益を得る
　　　Diversion

独禁法／ロビンソン・パットマンACT
　→　差別対価に対する厳格な対応

| 医薬品卸：SRを動員することで利益を失うことに気づく |

| 官公立、軍隊、VAの予算統制　→　共同購入 |

| ・元来、償還価格は購入価格×％
・医薬品はコスト |

図15

そして1970～80年代、ケネディ法案*によってパテント・オフに

---

*いわゆるジェネリック使用促進法。先発医薬品もパテント・オフ（特許切れ）後は、ジェネリック価格で償還することを規定。1972年のエドワード・ケネディを委員長とする「ジェネリック医薬品の品質と価格に関する公聴会」による。

なった後は、ジェネリック価格でしか償還しない保険会社が登場し、いくらブランド医薬品であっても、ジェネリックがあればジェネリック価格でしか償還されなくなった。それによって一気にジェネリックの品目数は増えたが、アメリカの場合、ジェネリックの価格はブランド医薬品の価格に比べて非常に低価格（10〜20％あるいはそれ以下）であるから、そんな安い物を売るのに SR を投入するのは効率的ではないとの結論に至ったことは容易に想像できる。

アメリカの保険会社は、スペシャリティ医薬品拡大を見越して、ブランド医薬品、ジェネリック医薬品の償還率を下げる。

→　厚生労働省発表の医薬品価格政策も全く同様の傾向にある！

ブランド医薬品		ジェネリック医薬品
・価格を下げる ・効果測定 ・新薬創出加算基準の大幅見直し	vs	・価格優位性を失う ・効果測定 ・より低価格に耐える製薬

図16

そこで、医薬品卸が客のオーダーに応える（客が発注し、医薬品卸が受注して配送する）という形が定着した。こうした受注センターの代表がコールセンターであるが、この全盛期（1970〜80年代）には、どの医薬品卸でも「うちのコールセンターを見てくれ」みたいな感じで、ずらっと電話受付のオペレーターが並んでいる光景がとても印象的であった。製薬企業の製品を販売する「代理店」であった医薬品卸が、客のオーダーに応えるという姿になり、「ヘルスケアディストリビューター」や「ヘルスケアベンダー」を名乗るようになった。もはや、これまでの「ホールセール」（卸売業）ではなくなったのである。

1980〜90年代は何といってもメールオーダーファーマシーであろう。今でも覚えているが、MEDCO 社（現在は Express Scripts

アメリカ医薬品卸からSRが消えた理由②

◆1970～80年代
 ジェネリックの台頭
  → ケネディ法案の後押し
  → パテント・オフ後はジェネリック価格でしか償還しない保険会社

※医薬品卸
 ・ジェネリックにSRは不要
 ・オーダーに応える営業スタイル(安価な製品を販売するのにブランド医薬品と同じ営業コストはかけられない)
 → 製薬企業の製品を販売する代理店
          ↓
     顧客のオーダーに応える姿へ変化
     Healthcare Distributor/Vender

図17

HDの一部門)という、ニュージャージー州に本社のあるメールオーダーの会社が、この市場を最も強くリードしてきた。設立当初は規模も小さく、年商は日本円で100億円に届かなかったはずである(85億円くらいだったと思う)が、約30年たった現在、2兆円をはるかに超える年商だそうである。

MEDCO社の設立当時の正式な名称(社名)は、MEDCO Cost Containmentといい、その意味は「(薬の)コストを圧縮しますよ」である。アメリカでは、従業員の保険は雇用主である会社が100%負担する。そのため会社は、医療費に対して相当神経を尖らせる(特に薬代はなおさらである)。そこで、MEDCO社は「当社から買ってくれる(当社に処方箋を送ってくれる)と、今までよりコストが圧縮できますよ」ということを謳い文句にしたのである。これで有名になったのが、当時の大型製品間のシェアの大変動であろう。

MEDCO社が一気にシェアの地図を塗り変えたことにより、製薬企業のMEDCO詣でが始まったが、これが実はPBMの始まりでもあった(今、言われているPBMの元祖はメールオーダーファーマシーである)。なぜなら、薬剤師に最終的な製品選択権があり、一般

名による記載、あるいは一般名に読み替えることができる記載に基づき、最終的な製品選択を薬剤師が行うのであるから、これなら「薬局ができる」という発想が出てくるのも頷ける。MEDCO社は、それをメールオーダーという形で実現したのである。

1980年代の初め頃、私はこの会社に関心があり、訪問したことがあった。その当時はまさに「メールオーダー」そのもので、処方箋のコピーと小切手が入った封筒が郵送されて来ると、その処方箋に基づいて調剤を行い、薬を返送する形であった（今は電子処方箋でクレジットカード払い）。

1980～90年代は、このメールオーダーが猛烈な勢いで進み出した時代であった。まだ明確にPBMとは言われていなかったが、最終的な製品選択権が薬局（薬剤師）にあるため、製薬企業も次第に「医薬品卸に売り込んでも仕方がない」といった風潮になり、薬の売り込みが難しくなり始めた。ということは、SRは不要ということになる。製薬企業からすると、規模の大きな医薬品卸に多くの物を買ってもらい、高いコストを支払うよりも、小さな企業のPBM（メールオーダー）に製品シェアを動かしてもらった方がはるかに効果的である。このことに気づいた時、製薬企業のシフトは医薬品卸からメールオーダー、つまりPBMへと変わっていったのである。

アメリカ医薬品卸からSRが消えた理由③
◆1980～90年代
　Mail Order Pharmacyの台頭
- → MEDCO社に代表されるCost Containmentを売りにする企業が、医療保険コスト削減を謳い登場(アメリカでは、健康保険は企業が100％負担(福利厚生＝人材確保＝コスト負担))
- → Mail Order企業は、売上規模ではなく、製品シェアを動かすことで、より強力に
- → 製薬企業は、大規模/高コストの医薬品卸から、GPO、PBMへ着目

図18

そして、1990年代〜2000年になると、医薬品卸は、医薬品を販売する契約から在庫管理や調剤管理など、いわば客側のコストを下げるためのさまざまなサービスやシステムの導入を中心に営業活動を始めた。つまり、医薬品卸はもはや薬ではなく、自分たちの会社が持っているテクノロジーを売り、それによって客とつながることに舵を切ったのである。こうなると薬しか知らない古典的で伝統的な営業マンは今や用をなさなくなり、名称もSRからアカウンタント（Accountant：客の口座を管理する人）に変わったのである（当時約5兆円の規模だった大手医薬品卸のMckesson社には、全国に約250人のアカウンタントがいた）。

こうして医薬品卸は、価格交渉はGPO、処方管理はPBMというように本格的に変わっていったが、薬を売りもしないし、買いもしない、在庫も流通もしない2つのセクターによって、アメリカの医薬品マーケット自体が完全に変化を遂げることとなった。そして、医薬品卸はJIT（Just in Time）を標榜する定時配送業者（物流業者）になったのである。

今、日本ではジェネリックが増えてきているという事実がある。しかし、いまだに日本の医薬品卸は、安いジェネリックを営業マンが売り歩いている。これは絶対に割りが合わないことであり、もはやそんな時代ではないのである。今までの生産性の3倍は力を入れないと、価格の安いジェネリックを売り歩く意味はない（ジェネリックの価格が新薬の約3分の1なのだから当然である）。

2000年以降、ジェネリックの数量は極大化し、2017年のデータでいえば、数量ベースでジェネリックの占める割合は92％である。しかし、金額ベースでは12ないし13％しかない現状である（そんなところにSRは必要ないということになる）。

スペシャリティ医薬品についても同様で、今、そこにいる患者が必要とする薬を医師が処方することで需要が発生する——つまり、

第3章 (私が)これからやるべき仕事

アメリカ医薬品卸からSRが消えた理由④

◆1990〜2000年代
・医薬品卸は、製品販売契約から在庫管理、調剤管理のテクノロジー、ロボット技術の販売契約によって、より長期の顧客との契約を結ぶ
・SRからAccountantへ(顧客口座の管理)

> ・価格交渉はGPOへ
> ・処方管理はPBMへ
> ・製薬企業はPBMの処方リストへ

※製品を購入しない、物流機能を持たない、2つのセクターが医薬品市場を支配

図19

・価格交渉にMSを介在させない
・製薬企業の代理店からの脱却、働き方改革

まさに、B to B(企業間取引)での価格交渉
↓
カバー率からシングルベンダーへ

・報酬体系の見直し
　○Pay for Performance(PFP)
　○フレックスタイム/歩合給/年俸

図20

「患者の存在」と「医師が決める治療」の2つがシンクロしない限り絶対に需要が発生しないわけであるから、「需要の喚起」は、医薬品卸どころか誰もが不可能である。このように需要の発生する原因が変わったことにより、これまでの販売計画というものは全くナンセンスとなってしまったのである。

重要なのは、処方を書く人(医師)との関係をどのように強化するかということである。日本の専門医制度は、欧米にくらべるとか

なり遅れてはいるが、それなりの専門医はいるので、どのような形で彼らと一緒のチームを作るかということが、医薬品卸がこれから先、やらなければならない一番大きな仕事だと考える。

アメリカ医薬品卸からSRが消えた理由⑤

◆2000年以降〜
- ジェネリック数量比率の極大化=92%
- 金額比率の極小化=12ないし13%
- 市場構造の完全な変化
- 投入コストは、より利益先鋭へ ← ITの成熟
- いわゆる「営業」の出る幕はなくなった

※スペシャリティ医薬品の拡大
- 医薬品卸最大のコンペティターとしての、スペシャリティ医薬品の台頭
  → 専門医にしか処方できない医薬品の種類と金額が拡大(抗がん剤はがん専門医のみ処方可)
      ↓
※医薬品卸経由の品目が限定される中、医薬品卸の子会社戦略が動き出している

日本はどうなるのか？

専門医不在(アメリカ水準の)
  → 医薬品卸による垂直統合が可能

数量が極大化するジェネリックのPBが本格化？

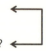

※金額が拡大するスペシャリティ医薬品
※医薬品卸が中心的プレイヤーであるための課題は何か？

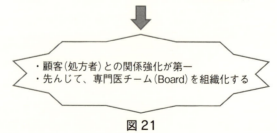

- 顧客(処方者)との関係強化が第一
- 先んじて、専門医チーム(Board)を組織化する

図21

医薬品卸の営業とは？

- アメリカでは、ジェネリックの台頭と拡大が引き金となって、医薬品卸に「販売のための営業」は、ほぼいなくなった
- 日本の医薬品卸の場合、営業中心の考え方であり、教育投資なども集中して行ってきた
- アメリカで医薬品卸の営業(SR)が減少していた時代と現代では、テクノロジーの背景が全く異なっている
- IT、IoT、AIに代表される現代のテクノロジーは急速に浸透し、企業内の管理部門、事務部門に対し、変化、革新を迫っている

必要な人材は何か？

図22

必要な人材＝インテグレーター

- 顧客と会社の持つ多岐にわたる経営資産をコネクトし、インテグレートしていく人材
- 顕微鏡で覗く狭い視野ではなく、大きな絵が描け、戦略立案できる人材

> ビジネスとは、たしかに販売して稼ぐことも一面だが、コストを下げ、利益を生み出すことでもある。

※稼ぐ力とコストを下げる力

図23

問題の核心をBig Pictureの中から

- 会社の持つ経営資産は多岐にわたる
  (例)顧客支援プログラム
- 肝心なことは、顧客の経営の問題の核心をとらえ、その解決のための支援プログラムを提供すること
- すなわち、プログラムの販売量ではなく、顧客の問題解決というOutcomeの量

言い古されたことだが、問題解決
↓
顧客とのコミュニケーションを、もっと質・量ともに大きく
↓
あまねく営業は必要

図24

医薬品卸の営業/薬局薬剤師

・求められるのは、問題解決力(特に、データ分析)

・何故、ITビジネスが急成長しているか？
　→　すべてデータにつながっている。

⬇
　　・データを集め、
　　・データを分析し、
　　・問題を発見し、
　　・解決のための事例(これもデータ)を見つける

　※分析は、多様な意見の交流から

　　コミュニケーション・エクスチェンジ

　　　　　　（ 場を作る
　　　　　　　Forumの発想 ）

・改革は、風土を壊すことを意味しない
・風土を残し、新たなストラクチャーを構築
・世界を見る眼

　　※荒唐無稽と言われようが、

┌─────────────────────────────┐
│・健康保険の民営化　→　プランの販売　│
│・プランは商品　→　世界マーケットへ　│
└─────────────────────────────┘

図25

9. 組織図からわかる発展性

　スペシャリティ医薬品に関して、私は一昨年（2017年）の春から熱心に勉強したが、アメリカ3大医薬品卸の1つである Amerisource Bergen 社の組織図（図26）を見て、非常に面白いと思った。組織図上、1番上部はホールディングスカンパニーであり（少なくとも売上高は日本円で15兆円）、その下の2段目中央が医薬品卸部門の会社（Drug Corp.）となっている（おそらく13.5兆円くらいの売上げはあるだろう）。しかし、組織図をよく見ると、医薬品卸部門は横にも下にもつながっていない（独立している）のである。この意味は、会社全体として医薬品卸部門はクローズドであり、今後の発展性は「ない」ことを示している。むしろ、発展させるべくはその両隣に位置している会社（左側はコンサルティングカンパニー、右側がスペシャリティカンパニー）なのである。

　先述したように、アメリカという国の面白いところは、客に対して「発注」、「モノ」、「支払い」といったやりとりを1ヵ所で行うシングルベンダーを好む傾向だろう。同じ Amerisource Bergen 社であっても、例えば、スペシャリティカンパニーの中に Oncology Supply 社という会社（さらに下の3段目の一番右端に位置する会社）があるが、この会社と、ある病院が取引きを始めた場合、今までその病院が他社から購入していた医薬品、医療用の雑品、機器等々のすべては、今後、この Oncology Supply 社から購入することになるのである（仮に Amerisource Bergen 社の医薬品卸部門が取り扱っていたとしても同様である）。これがシングルベンダーということであり、物品を2ヵ所からは購入しないのである。つまり、コンサルティング部門とスペシャリティ部門が大きくなることはあっても、中央の医薬品卸部門は大きくならず（むしろ、なくなっていく）、他につながっていく関係ではないことを明確に区分しているのである。なお、こうした組織図は、やはり3大医薬品卸の

Mckesson 社や Cardinal Health Inc. 社でもほぼ同じ形態をとっており、医薬品卸から見ても、いわゆる合成ケミカル医薬品は、企業の基礎にはなっている（Amerisource Bergen 社の医薬品卸部門で、売上げが 13.5 兆円もあるのだから当然だろう）とはいえ、実はその時代は終わっており、これから先、医薬品卸部門が爆発的に発展していくことはなく、ジェネリックの増加とともに売上げは縮小していくことになるだろう（このことは、最も注目すべきポイントであるといえる）。

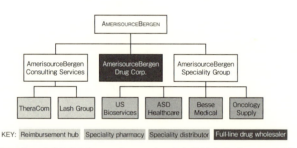

・AmerisourceBergen Holdings：約14兆円の企業
・中核は医薬品卸部門のAmerisourceBergen drug Corp.（2段目中央：取扱品目は、ブランド医薬品/ジェネリック医薬品）で、売上げは約13.5兆円だが、組織図が示すとおり完全にClosedな組織であり、市場拡大は見込めない
・経営（成長）浮力はConsulting G（2段目右）& Speciality G（2段目左）
・Speciality Gは、製薬企業から特定された医療機関/医師/患者への厳格な配送

図 26

10. スペシャリティファーマシストの将来性

先述したが、アメリカの薬剤師には、患者と保険会社から得られる収入で活動するパターン、保険会社と契約してコンサルタントファーマシストとして活動するパターン、製薬企業（スペシャリティ医薬品企業）と契約してスペシャリティファーマシストとして活動するパターンの3つがある。

特にスペシャリティファーマシストは、今、最も注目されている存在である。例えば、図27に示したハブを通じて「情報」と「モノ」が動いているとした場合、薬剤師はその最後に位置する患者に対するケアを行うが、その一方で薬剤師は、製薬企業の作成したスペシャリティ医薬品のプロトコルに従って患者を管理し、その情報を製薬企業に提供することで、製薬企業からフィーを受け取る関係となる。

スペシャリティ医薬品に製薬企業は何を求めているか？

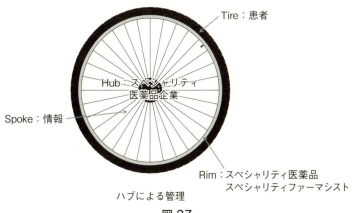

ハブによる管理

図27

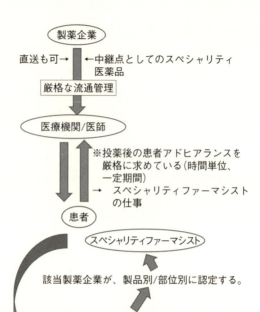

※新しい区分の薬剤師の登場

何故スペシャリティファーマシストなのか？

・スペシャリティ医薬品は基本的に在宅患者が対象
 （外科手術ではなく、内科的/薬物療法）
・在宅患者をTake Careできる医師（専門家）が不足している
・薬物療法＝薬剤師の任務
 ※Pay for Performance（PFP）

日本でこれを想定した場合、極端かもしれないが、現行の調剤技術料を10〜20%に抑え、専門薬剤師にPFPで支払う流れになると考えられる。

図28

また、スペシャリティファーマシストに関連して、アドヒアランスとは地域活動であると考える。特に、在宅患者へのアドヒアランスや薬物療法は、薬剤師の仕事である。そして、製薬企業のプロトコルに応じて患者を管理することは、医療人として当然のことだといえる（薬をピッキングして薬袋に詰めるだけが薬剤師の仕事ではない）。

これから先、さらなる展開が続いていくと思うと面白くなる。そして、それは私がやらなければならない仕事であると思っている。

対顧客戦略の抜本的革新
修正⇒変更⇒革新⇒革命

- 人口動態統計で生産年齢人口は、2040年に向けて約1,000万人減少の見通し（うち、2020年までに約300万人減少）
- 一方、医薬品産業ビジネスモデルは、人口がピーク時のまま
  ○製薬企業：外資参入、ジェネリックメーカー乱立
  ○医薬品卸：倒産なき再編成
  ○薬局：乱立

※生産／サービス供給の抜本的見直しが必要！

◆医薬品
　・数量80％がジェネリックへ（金額で20％？）
　・数量5％がスペシャリティ医薬品へ（金額で60％？）
◆薬局
　・ジェネリック中心⇒医薬品売上激減
　・1/3〜1/2が倒産、消滅の可能性
　・甚大な不良債権問題
◆医薬品卸
　・過剰なサービス供給の革新
　　○営業：amazon型発注方式/B to Bの価格交渉⇒カバー率からシングルベンダーへ
　　○物流・債権：無人配送(and/or)ウーバー型配送/納品時請求/クレジットカード決済
　　○勤務形態・報酬：フレックスタイム/歩合給

図29

第4章　フィクション20××年

　本章は、あまり壮大ではないSF（？）である。しかし、近い将来「ありえない」とは言い切れないと思う。本書でこれまで述べてきたことがエッセンスとして織り込まれているから、それなりに現実感があるのではないだろうか。

　設定はご都合主義の極みかもしれない。なので、誰かに何か言われたら「SFは設定した者勝ちだ。自分に都合が良くて何が悪い…」と居直ってしまおう。

　とは言っても、SFとは「Science Fiction」の略だから、そこまで大げさではなく、「Sometime in the Future」（いつかの未来）くらいの話だろうか？

　高原覚正先生の言葉――「現在は過去を通して未来する」…

1. 未来予想図

　20××年の日本――都道府県制から道州制へと地方行政の制度が劇的に変わり、北海道と東北6県が統合された東北州をはじめ、関東州、中部関西州、中四国州、九州沖縄州、首都特別区となって○○年が過ぎた。

　この間、物流や消費の形態も大きく変化した。それは医薬品業界も例外ではなく、特に薬局は統合が繰り返された結果、以前は全国で55,000軒あったものが、現在は15,000軒を割り込むまでに減少した。

　ただし、こうした地殻変動によって倒産した薬局は、放漫経営をしていた少数に限られ、ほとんどの薬局が医薬品卸企業（医薬品卸）や製薬企業（メーカー）による事前の債権保全活動が功を奏して生

き残り、現在主流となっている大規模薬局（店舗および取扱い処方箋の規模）として再生を遂げた。

また、これらの薬局は、各拠点で地域活動をする薬剤師グループになったので、薬剤師と地域住民の関係はむしろ密になった。その昔、夏は炎暑の中、冬は滑ったり転んだりの雪道の中を患者が歩いて薬局を訪れ、薬剤師は空調の効いた薬局の中で彼らを待っている——そんな本末転倒な現象は、患者本位のものに改善され、それが薬局と薬剤師の生き残りの最も大きな基盤となったのである。

薬局とは本来小売店である。つまり、消費者が店舗へ行って品定めをする、あるいは特売品を探す行為はきわめて当然の行動である。しかし、薬局に用がある消費者とは、これまた当然であるが何らかの病気を抱えており、さらにそのマジョリティは高齢者である。パン屋などの店舗と、消費者の行動が同一ではないのである。

医薬品はすべて統一価格としてのみ存在を許され、おまけに企画品であるから、いわば「消費の楽しみ」とは無縁な商品である。さらに、近年急速に進んだコミュニケーション技術によって、商品の説明（服薬指導）などに人（薬剤師）を介す必要がなくなったが、医薬品という商品の場合、むしろ正確で漏れのない情報提供は必須であり、時々の不安定な感情に流される有人サービスよりも、むしろ統一、標準化された情報提供の方が望ましいとの意見は一理あるといえる。このような考え方が主流になり始めると、薬局は患者を集めるための場所ではなく、正確で効率的な調剤行為を可能にする場所となり、患者への情報提供も、再現性の高い方法——例えば、文字、イラスト、動画等がむしろ良いのではないかといった流れに大きく傾いてきた。これによって大型薬局の大半は、薬局という、いわば「工場」を中核にしたネットワークのハブ的位置付けとなり、将来的には統合されるだろうとの予測が一般的となっている。その意味で、医薬品業界は今まさに再編成の途上にあり、薬局に医薬品

を提供する医薬品卸は、流通と小売の統合を目指し、より効率的なビジネスモデルを研究しているのである。

2. 劇的変化

　ヘルスケアディストリビューターを自認するメジャー医薬品卸の1つであるA社は、各州区6拠点に薬局販路総括責任者というスーパーバイザーを1名ずつ計6人、サブを含めると計18人配置しており、この18人がA社の対薬局顧客マーケティングを切り回している。かつて薬局が全国に55,000軒以上あった頃、A社には最大時で3,000余人の医薬品販売営業担当（営業マン）がいた——それが今やわずか18人である。現在、当時の営業マンたちの多くは、それぞれの能力に応じ、顧客のコンサルタントとして活動している。例えば、コミュニケーション能力に秀でた者であれば、顧客満足度をさらに改善してwin-winの関係をより強固なものにするための市場活動を行っている。こうした活動——情報収集と分析——が、A社の顧客へのサービスプログラムをさらに充実させ、よりコストパフォーマンスの高い相互のシステム構築を支えている。なお、このようなコンサルタント活動は、ほぼフリーランスの人間によって行われており、彼らはA社の顧客のみならず、複数のIT企業と契約して、コミュニティの住民の健康生活のため、コストパフォーマンスの高いネットワークを構築することを業としている。さらに彼らは、もともと地域の医療インフラに精通しており、医師へのアクセスがあることから、コミュニティの住民からも信頼され、期待される存在になっている。

　高齢化を通り越して超高齢化社会になった日本は、その弱点を逆手にして医療立国を目指し、産業の中央に医療を置いた、世界でも独自の産業社会政策をとったことから、世界規模で徐々に進行する高齢化社会を活性化させる先進国として、世界の注目を集めてい

る。このことは、医薬品卸で鍛えられた営業部隊の足腰の強さが大いに発揮できる時代になったともいえるのである(まだ一部ではあるが、彼らの中には世界市場で活躍を始めるグループも現れている)。

A社の薬局顧客数は全国で約6,000軒あるが、A社はこの6,000軒の薬局のほとんどと、別組織である「ベスト・パートナー薬局(BPP)」を共同経営している。A社はBPPの発行株式の34%を所有しており、BPPを機動的に運営し、かつ出入りを自由にすることを目的に、年度ごとの決算で清算を行い、退会する薬局にも、新規入会する薬局にも公平な運営ができるシステムを構築している。

BPPへの入会条件は、A社とシングルベンダー契約を結ぶことだけである。これによりA社は、A社が加盟店契約(アクワイアラ)しているクレジットカード会社の支払利用や、GPO(共同購入組織)、PBM(市場にとって最適な処方リストの編集を提案する組織)の利用を推奨している。特にPBMでは、伝統的な欠陥であった利益優先姿勢を革新的に変化させ、患者の利益を中心に考えるTransparent PBMを構築することで、患者本位の考え方を訴求できるようになった。

また、A社は、顧客である薬局個々の財務体質の強化を指導するとともに、金融機関との関係についても間に入って信用を保証し、さらに個々の薬局だけでは不十分なマーケティング活動や、宣伝広告を共同で行うといった支援を行っている。この中でも、世代交代は薬局経営の大きな問題であり、A社は薬局経営者の引退、継承を支援し、新たな経営者探しや、薬局を中心としたコミュニティにおける住民の健康維持活動を支援している。このようなコミュニティ薬局は、かつては全国展開するチェーン薬局の草刈場になったこともあったが、BPPの活動が軌道に乗るにつれ、「コミュニティと住民のための薬局」との認識が高まり、信頼する薬局薬剤師を軸とし

たコミュニティが数多く展開されるようになった。

　もちろん、これらの活動は20××年に改正された「改正独占禁止法（新独禁法）」によってコントロールされている。新独禁法によって、これまで医薬品業界で行われていた果てしなく無分別な価格競争やサービス競争は終焉を迎え、秩序ある競争、すなわち経営努力が報われる競争へと大きく転換する契機となった。アメリカで独禁法の1つであるロビンソン・パットマン法が成立（1936年）してから90年以上かかり、日本の医薬品業界もようやく秩序ある競争時代を迎えることとなったのである。

3. 崩壊と建設

　その風は当初、突風のように思われた。ちょうど〇年前、日本は健康保険制度を大転換する必要に迫られていた。日本の健康保険制度の代名詞ともいうべき「国民皆保険制度」は、世界にも例を見ない医療へのフリーアクセスを保障していたが、人口構造の地殻変動をはじめ、就労者分布の大きな変化等を前提に設計されていなかったため、想定外の事態にまさに破綻の一歩手前にあった――いや、事実上破綻していると言っても良い状態であった。

　国庫からの税金を投入し、サラリーマン世代に大きな負担をかけてかろうじて維持される老人保健。また、自営業の加入者が20％を切った国民健康保険も、自営業者、農業、漁業従事者に多大なしわ寄せを強いて維持されていた。これまで「あって当然」と、空気のような存在だった健康保険制度は「もしなくなったら？」という不安だけで走り続けてきたと言っても過言ではなかった。

　2018年5月8日の日本経済新聞の連載記事には「きしむ地域医療（上）国保の慢性赤字解消遠く」と題し、次のような内容が掲載されていた。

第4章 フィクション20××年

　兵庫県三木市で農業を営む60代の男性が悩んでいる。"保険料が1割も上がるなんて"同市では2018年度から国保の保険料が加入者平均で9％増える。この男性は家族の分と合わせて年間60万円程度を支払っているが、負担は6万円ほど増える見込みだ。なぜこのような負担増を求められるのか。国保の財政構造に理由が潜む。三木市は国保財政の赤字を補うため、年間数億円の税金を投入して来た。同市のように一般会計から法定外の繰り入れをする自治体は約1,300。国は国保加入者以外の税金で穴埋めするいびつな構図をやめるよう求め始めた。三木市は繰り入れを残すため、保険料の上昇幅は9％にとどまると見ることもできる。もし全廃すれば保険料は平均で20％も上がる。同市は"今後の引き上げについては未定"とするが、住民には"今回で終わるとは思えない"との懸念がくすぶる。国保の慢性的な赤字の背景には高齢化や産業構造の変化に伴う加入者層の激変がある。1965年度には農林水産業とその他の自営業が加入者の7割を占めていたが、2015年度には両者の割合は17％に低下。代わりに退職した高齢者を含む無職者や非正規労働者が全体の8割に迫る。"今や国保は非正規と退職高齢者のための保険。低収入と高い医療費のダブルパンチだ"。ある自治体の担当者は嘆く。（中略）国は都道府県を運営主体にするのに伴い、3,400億円の公費を投入する。うち半分は健康保険組合などが負担する。健保は既に年間1兆数千億円を国保に"仕送り"しており、負担増への批判が根強い。"医療費適正化の実績に応じて配分する方法などに改める必要がある"。（中略）高齢化時代の課題を先送りし続けてきたツケが健保などにまた回ろうとしている。

「国家が国民に対して保障を約束する」——いわば安全保障の大ピンチであった。

時のアメリカ大統領はあの悪名高きドナルド・トランプだったが、突然の心変わりで、一度は脱退を表明したTPPに突然復帰すると言い出した。アメリカ抜きで成立一歩手前まで交渉が煮詰まっていた矢先の出来事であった。

「アメリカがTPPで狙う標的の1つは日本の医療保険」と言っていたコンサルタントもいたが、それは当時の医療保険の総額が40兆円で、将来も増え続ければ、いずれ65兆円に達するとの予測に基づいている。そして、この莫大な金額は毎年度発生するから、20年経てば1,000兆円を優に超えるとさえ言われていた。日本国民からすると、これは安全保障のためのコストであるが、産業側の視点、保険会社の視点から見ると、まさに宝の山ともいえる金融資産である。もし、5％の節約ができたら…と考える保険会社は多数にのぼった。2018年1月、日本市場に医療保険を積極的に販売してきたアフラックは、突如日本法人化を表明した。将来の医療保険の民営化に備え、支店形態から日本法人として税金を支払う決定をしたのだろう。「日本に税金を支払っていない企業が、公的な健康保険制度の受け皿になるのは馴染まない」との解説も一部にはあった——そして、トランプ大統領の心変わり。

増大する健康保険制度の危機の曲線と、保険財政の悪化の曲線が交わったところで、政府はついに健康保険の運営を民営化する決定を下した。いずれ訪れる保険財政の破綻というハードランディングを回避するため、国に代わって健康保険制度の維持を民間の保険会社に求めた。当然のことながら、保険会社はいくつかの特例を国に提示し、それらはソフトランディングのための代償として承認され、ここに民間企業による健康保険制度の運営が承認された。

思えば日本は、国鉄（日本国有鉄道）の民営化でJRを、21世紀

に入ってからは郵政民営化を経験した。そして今度は健康保険の民営化である。それがどんな意味をもつのか？　しばらくの間は国民に多少の動揺はあったものの、保険会社がそれぞれ特長のある医療保険商品（「保険プラン」と呼ばれた）を発表するや、「自分に一番適した保険プランは？」とばかりに、自分の健康状態、病気になるリスク、支払金額をふまえた「保険プラン」の方が、これまで支払っていた保険料や、一部負担金（窓口払い）の年額と比較して、むしろリーズナブルであるように思われた。そのように感じたのは、いわゆる現役世代である就労者（18〜65歳）が圧倒的に多く、高齢者医療の負担金に苦しんできた民間企業健保財政は大きく好転した。就労者は賃金上昇の恩恵を社会保障への負担にすり替えられることなく、直接受けられるようになり、それとともに消費も増え、物価も緩やかに上昇していった。ついに日本は、20世紀末から続いたデフレ状態から解放されたのである。

　「政治が国を翻弄する」と言われて久しい政治後進国の日本が、おそらく初めて政治の意思決定によって自国を救ったのである。この大きな変化は国家予算をはじめ、行政システムにも多大な影響を与えた。大きなコスト（この場合は医療保険の40兆円もの資金）が民間に移動することで産業が活性化され、コストが資産、利益に変わったのである。

　とはいえ、このような事態になったのは、もともと日本の健康保険制度が大きな問題を抱えていたからではない。「国民皆保険」や「フリーアクセス」は、世界に冠たる日本の健康保険のシステムであった。しかし、政治に翻弄され、選挙の票集めのために大いに悪用され続けた。「老人医療無料」などという将来を全く見据えていない構想は、「シルバー民主主義」と皮肉を込めて揶揄された。政治家（屋）たちは就労者たる現役世代に負担をかける一方で、安定的な集票が期待できる高齢者層には媚びを売った。与野党を問わず、高齢

者層には「私の手柄！」を売り、現役世代には「将来の負担軽減」という幻想（ごまかし）を押しつけたのである。まさに政治家たちの欺瞞にすべての世代が踊らされた結果、ひき起こされた悲劇だったといえるだろう。

　「高齢者」と一括りにすることには大きな誤謬がある。健康な高齢者、不健康な高齢者——高齢者に限らず、すべての世代に通じることであるが、自ら努力して健康を維持する人たちと、怠惰に任せて不健康である人たちがいる。「命」という観点からすると、どちらも尊いとするのは簡単であるが、民主主義に照らして公平かといえば、大いに疑問なはずある。

　また、資産がある高齢者、年金で十分に暮らせる高齢者、あるいはその逆で、資産がなく、年金では十分に暮らせない高齢者——これは就労時代の努力の差とは一概に言えない面がある。例えば、国民年金のみの自営業者の場合、多少の差はあっても支給額は月額6万円でしかない。また、国民皆保険といっても、国保と社保では大きな差があり、この差は国民皆年金でも同様である。その裏には税制の問題があるが、実質的に差があるものを「平等」、「公平」と政府に言いくるめられてきた時代は終わりを告げた。健康保険制度の民営化は、国民に選択の自由を改めて示したという意味でも、きわめて大きな改革であった。

　保険会社の行動は素早かった。彼らは「最大多数の最大幸福」を実現しようと、資本主義の原則どおりに動いた。世代を問わず、一定の年収以下の国民に対しては、アメリカのメディケイド（生活保護者向け健康保険）制度に近いシステムを導入し、国家による財政補助と企業努力でそのコストを賄う形とした。当然のことであるが、給付に関しては大きく制限が設けられ、ほぼ野放し状態だった重複医療、重複処方、重複投薬は、診察1回ごと、処方1回ごと、投薬1回ごとに保険会社のデータベースで照合され、完全にコント

ロールされた。また、現金給付を伴った生活保護制度も大きく分解され、医療給付、教育給付を中心に、全国に約40％あった空き家を活用した住宅給付など、現金給付から現物給付へと舵を切った。

そして、このタイミングで人口減少によって働き手が不足している第一次産業、第三次産業（特に介護職域）での就労が進み出した。これまで負の遺産であったものが、劇的な変化によって日本の産業を支える就労者の公的負担額を大幅に縮小し、あわせて働く実感も得られるようになったのである。

保険会社は、保険プランの販売と並行して、日本の医療制度そのものにも大きくコミットした。患者が保険プランをもって医療にアクセスした場合、医療機関への支払いは保険会社が行う。そこでまず、保険会社のオペレーションコストを最小化するため、すべての医療関連事務の電子化が求められ、償還を求める時（請求時）には、患者が1回受診するごとに保険会社に確認することが義務付けられた。電子化先進国の欧米では当然のこととして行われていたこのようなPOC（Point Of Care）の導入は、医師の診療の自由という「タテマエ」によって阻まれていたが、1回受診ごとの確認は、1人の患者が一定期間内で重複医療を受けることをコントロールしたので、検査、処方などの重複が激減した。それは、医師に支払う償還額を増加させても余りあるくらいの重複医療が行われていたことの証明でもあった。

そして、保険会社は、すべての医療行為を比較可能にするため、医療行為の標準化に着手した。すでに世界では広く普及していたICDコード（International Classification of Diseases：WHOが作成している疾病及び関連保健問題の国際統計分類（国際疾病分類））の利用を医療従事者に義務付けたのである。こうした動きは、日本と世界の医療データの比較を可能にするとともに、よりコストエフェクティブな医療が進む一歩ともなった。IT産業はこれによって利益

を得た業種の1つであったが、その一方で医療行為の標準化は淘汰も引き起こした。医療機関偏重型のいわゆる「小回りが効く」や「使い勝手の良さ」を売り物にしていた中小 IT 企業は軒並みその煽りを受けたが、あわせて医療データというきわめて機密性の高いものを、高リスクかつ脆弱なシステムによって運用するといったことが解消されたのである。

4. 在宅医療・遠隔医療

　R子さん（68歳）は、現在の自身の健康状態や生活状況から判断して、自分に最適と思える保険プランを購入したが、これまで受診するたびにお願いしていた貼付剤の処方が制限されてしまった。高校2年生で、柔道部に所属する孫に貼付剤の「おすそ分け」ができなくなって困っていたが、実は同じ成分のスイッチ OTC が手ごろな価格で数多く販売されており、近所のドラッグストアでこちらを買った方が、わざわざ病院や薬局まで行って、さんざん待たされた挙げ句にそれなりの金額を支払うよりもリーズナブルだと気づいた。それよりなにより、R子さんが感じていたある種の後ろめたさがなくなった。

　旧来の日本の医療保険制度は互助会的発想であったから、所得の高い人は、その分多くの保険料を支払わなければならなかった。R子さんの知り合いのアメリカ人は、これを「所得が多いことでパニッシュされて（罰せられて）いるようだ…」と表現し、周囲を驚かせたことがあった。「保険は商品だから、その価値に見合った料金で購入するのが当然」と考えるアメリカ人にとって、互助会方式はとうてい理解に苦しむ仕組みであったが、健康保険を商品として認識できる日本人なんて、当時は「まれ」だったこともたしかである。

　この考え方は老人保健も同様で、これまでは給付と負担のバランスはもとより、時に不必要なまでに老人を優遇し、かつ負担率の低

さを逆手にとったような濃厚な診療を行ってきた。しかし今、処方はエビデンスベース（EBM）となり、また、21世紀初頭に確立した Pharmaco Economics によって、一定の年齢に達した患者に対しては、治療よりもむしろ QOL の維持に重心が移され、老人医療費は大きく合理化を遂げることとなった。

R 子さんが購入した保険プランは、彼女の年齢、健康状態、日常生活のクオリティ、行動範囲（これは保険料の決定に大きなファクターとなる）が基準となっている。現役のビジネスマンで国内を飛び回っている人であれば、どこで病気になっても必要な医療が受けられるよう、全国区の医療ネットワークにアクセスできなければならないから、当然保険料は割高になる。しかし、R 子さんのようにほぼ地元で生活し、年に数回旅行に出かける程度の人であれば、きわめて狭い医療ネットワークにアクセスするだけなので保険料はそんなに高くなくても大丈夫ということになる。

また、個人の身体的特徴も重要である。例えば、「虫歯がない」といったことなどは、保険料の割引対象になる。当然、年間を通じて消費した医療費は、翌年の保険料に大きく反映される。つまり、民営化された医療保険会社は、まさに健康維持組織（HMO：Health Maintenance Organization）なのである。

また、R 子さんの元には、保険会社の患者専用医療アテンダントから、週に一度テキストメッセージが届いているが、これは R 子さんお気に入りの新しいサービスで、薬の服用状況から、身体の具合までを聞いてくれるというものである。なお、このサービスは保険プランには含まれているため費用は発生しない。ある時、ちょうどテキストメッセージが来た日に、ちょっと頭痛を感じていた R 子さんは、その旨を医療アテンダントに伝えた。折しも春の嵐で雨風が強い日であったが、担当医療アテンダントはすぐに遠隔診療を手配してくれると言う。これまでの R 子さんの症状といえば、持病の腰

痛と血圧が少し高いくらいのほぼ健康人であるので、3ヵ月に1回の通院と、毎月1回の遠隔診療が保険プランで認定されている。毎月の遠隔診療を受ける理由は、処方日数が30日に制限されているためであるが、この制限には理由があり、もし万一、R子さんの現在の症状に処方変更を伴う事態が起きた場合、仮に60日、90日という長期処方で処方変更を余儀なくされると、薬が大量に無駄になってしまうからである。なお、もっと症状の重い、合併症を伴うような場合であれば、処方日数はさらに短期となり、例えば、毎月通院、10日ごとに遠隔診療という保険プランが認定されることもある。このように保険プランの認定は、すべて消費者の健康状態に応じて考慮され、カスタムメイド型となっているのである。

午後4時、R子さんが契約しているかかりつけ医師から、遠隔診療の開始が告げられ、R子さんは5Kのワイドスクリーンの前に座った。座った椅子にはR子さんのバイタルをチェックできる装置が搭載されている。こうした装置は、遠隔診療サービスを申し込めば低額の保険料金オプションで保険会社から貸与してもらえる。また、血液検査では指先からの一滴の血液で、ほぼあらゆるチェックが可能となった。R子さんは午前中の担当医療アテンダントとのチャットの後、自己採血による血液検査をしたが、すでに検査結果は医師の手元とR子さんのモバイル端末アプリに送信されている。ちなみにこの種のすべての検査データは、保険会社、患者本人、契約医師、契約薬剤師等、R子さんの健康を維持するために必要なすべての医療従事者とシェアできる。また、希望すればR子さんの家族ともシェアが可能だ。なお、検査データの共有にはブロックチェーン技術（データベースの一種で、分散型台帳技術、または分散型ネットワークのこと）が用いられている。

この日の遠隔診療の結果は、特に異常は認められず、後刻、保険会社の担当コンサルタント薬剤師から、「現在服用中の降圧剤とR

子さんの食事、生活状況を再検討したうえで、処方設計の変更が提案されるかもしれない」との連絡があった。薬物相互作用のみならず、薬物と食事、生活習慣との相互作用までがICDという世界標準のデータから読み取れるようになっており、AIの目覚ましい発展が医療の質を大きく変化させた好例であった。その意味でも、これまでの日本はICDという世界標準に無関心で、「医師の診療の自由」の名の下、日本独自の電子カルテ（今考えると、単なる「ペーパーレス」に過ぎない代物だった）などは、重複医療や重複処方・調剤を生み、患者本位の医療システムとは呼べなかった。それを大きく革新できたのは、医療保険制度の民営化を決断した、当時の日本のリーダーシップがもたらした賜物であった。

「そういえば…」と、R子さんは昨日読んだネットニュースを思い出した。「日本には10数年前まで、非常に多くの寝たきり老人が存在していた。欧米には寝たきり老人はほとんどいなかったにもかかわらず…」という内容だった。また、今では当然となった健康年齢という考え方が登場したのも、ちょうどその頃だったそうだ。記事には「日本人と欧米人の命に対する考え方の差」とあった。例えば、胃瘻と点滴で話すこともできず、ベッドから立ち上がることもできない状態を、いや、それでも「命の尊さは変わらない」とするか、「意思表示のできない状態で、装置によって生かされていることは生きているとはいえない」とするかは非常に難しい問題である。では、家族の負担はどうなんだろう？　看護師、介護士のような世話する側は果たしてどう思っているんだろう？　──R子さんは、自分の終活プランを考え直そうと思った。すでに用意してある遺言とは別に、重い病気になった時に、私はどうして欲しいのか──それをきちんと意思表示しておこうと心に決めた。

5. 商慣行

　個人が「モノ」を買う時、それと交換に「対価」を支払うのは常識である。それに対し、医薬品卸が顧客（医療機関や薬局など）に「モノ」を販売する場合、それぞれの薬局で請求締切日（主に月末であるが、「〇日締め」など、特別な理由というよりもむしろ慣行の要素が強い）が決められており、その日から起算して60日後の支払いが長年の商慣行であった。

　ところが、20××年に健康保険制度が国の財政危機によって解散し、その運営が完全民営化された。それにともない、医師のレセプトは患者1回ごとに保険会社の承認を得ることとなり、さらに、検査データ・疾患/症状・治療の世界共通コードであるICDの完全利用が医師のみならず、全医療従事者に義務付けられた（日本はこの面で世界に遅れをとっていた）。そして、さまざまな紆余曲折を経て、保険会社の膨大なデータベースはAI化され、医師が患者に処したすべての医療行為は、そのつど保険会社によって、患者の保険プランとの適合から始まり、ガイドラインに沿った適正な行為であったかのチェック、検査、処方などが重複していないかのチェック等々が瞬時に判断され、問題がなければ支払許可が出るようになった。薬局も同様のチェックを受けることとなり、保険会社の支払許可があるのに、それを60日間猶予するといった過去の商慣行はガラパゴス化した。

　「納品/請求即支払い」がクレジットカードをはじめ、電子決済で行われるようになってから、医薬品卸と顧客（薬局）間の関係は大きく変わった。膨大な紙を吐き出していた納品書、請求書は電子化によって一本化されるとともに、債権管理、支払管理といった業務が医薬品卸から消滅した。これまで55,000軒以上あった薬局の債権保全のために断行された薬局統合という、きわめて困難かつ大きな痛みを伴う経験が、その推進力になっていたのは間違いない。

また、支払う側も、毎月の支払い日にキャッシュピークを迎えるというリスクがなくなり、キャッシュフローが平準化するという大きなメリットを得た。これにより、経営努力の方向が、「長く支払わない」から「早く支払う、事前に支払う」へと転換し、医薬品卸に対してより良い取引条件（価格ではなく、物流やサービス）を引き出せる流れに変化してきた。そして、患者が1回受診するごとに、保険会社へアクセスして許可を求めるようになった医療機関や薬局では、納入業者への発注、納品、請求、支払いが同時に行われることにも抵抗を感じなくなり、きわめて自然に新たな商慣行に馴染んでいった。納品即請求が当然となり、さらにクレジットカードによる同時支払いも急速に進んだ。これにより、医薬品卸から、請求書作成・送付、請求管理、売掛管理といった業務が消滅し、同様に医療機関や薬局からも、買掛管理業務がなくなった。薬局の経営者たちは口々に「キャッシュピークのない経営が小売業の要だね」とか、中には「なんでもっと早くこのやり方を提案してくれなかったの？卸の人は小売業を知らないねぇ」とまで言い出す始末であった。

6. 薬局ビジネスのリストラクチャリング

　薬局の統合（吸収合併というよりも、むしろ再構築）によって大型化した薬局は、生産性の改善を目指して自動化を進め、そのための調剤ロボットやオートメーション導入により、稼働率は必然をもって24時間/7日間（年中無休）の薬局を生み出した。また、調剤行為そのものについても、電子処方箋と調剤ロボットの普及によって、きわめて少数の薬剤管理者がいれば事足りる状態となった。

　一方、その当時の薬剤師はといえば、国家資格を持っているにもかかわらず、調剤を主たる業務とする企業（薬局）に就職し、完全にサラリーマン化していた。統合前には全国で55,000軒あった薬局は、ジェネリック比率の上昇と薬価制度の抜本的改革によって、大

幅な減収を余儀なくされ、薬局の経営改革のためには、生産性の飛躍的な改善をはじめ、従来の調剤業務とは異なる、大きく革新された仕事が必要であった。

しかし、そこには大きな壁が立ちはだかっていた——薬剤師の1日調剤量制限（員数制限：薬剤師の1日の取扱い処方箋枚数を40枚に制限するもの）である。これは昭和時代の名残で、この規制が導入された当時、医療用医薬品の多くが粉末剤であったことが影響している。また、グラム以下を測ることもしばしばで、そこには作業量の限界があったとも考えられる。ただし、制限は処方箋の「枚数」であるから、処方の「行数」は同一ではなく、処方日数も異なっている。当然、調剤の難易度も違うのであるが、それらの点は関係なく、あくまで「40枚制限」という、生産性の制限がまかり通っていたのである。さらに不思議なことに、これは医薬分業前の事例であるが、病院に勤務する薬剤師に対する規制では、1日の取扱い処方箋枚数が80枚とされていたから、全くもって理屈に合わない規制であった。

そこで、生産性の改善という点で大きな足かせとなっていた「薬剤師の1日調剤量制限」の緩和、撤廃の声が上がり、「世にも不思議な…」と呼ばれた規制は撤廃されることとなった。しかし、1日調剤量制限がなくなったとはいえ、生産性を飛躍的に改善するためには人力では限界があり、調剤ロボット、オートメーションといったハードウェアの導入が必要であった。とはいえ、これらのハードウェアを設置できる規模の面積をもった薬局は、全体の10%程度であり、しかも主に地方郊外の比較的土地に余裕のあるところが多く、ハードウェア導入による経済的効果が見込めないという大きな問題があった。

そこに登場したのが、A社のBPP構想であった。もともと零細経営の薬局が圧倒的に多かったこともあり、このA社の構想には予想

を超える薬局が参加した。個々の薬局経営を越えて、地域のための安心できるネットワークが形成され始めたのである。これこそが大きく革新された薬剤師のミッションであることをBPPは気付かせ、薬剤師もそれに気付いたのである。大転換が始まった。

7. 波及

この時代、薬局からの発注はすべて例外なく電子化され、医薬品卸の受注コストは大きく軽減した。

2017年に医薬品流通未来研究会というグループがまとめた報告書に「卸の受注コストは電子的受注の場合は1行あたり2円であるが、電話やFAXの場合は1行あたり200円かかる」との文言があった。さらに報告書は「仮に卸の全受注行数が100行であるとして、その100%を電子的に受注できれば、コストは200円で済むが、1行でも電話・FAXで受注すると、コストは398円となり、1%のイレギュラーがコストを2倍にしてしまう」と続く。

その当時、医薬品業界の課題の1つとして、医薬品卸の頻回配送や、緊急配送の問題があった。これは今も語り継がれる歴史上の事実であるが、特に頻回配送は、ほぼ例外なく電話あるいはFAXでの受注であった。報告書ではこの配送コストについても触れており、「通常配送のコストは1個口500円であるのに対し、緊急配送のコストは1個口5,000円もかかる事実がある」としている。つまり、緊急配送を許容できるのは、その配送で最低でも5,200円の営業利益が見込めなければ「赤字行為」であることを世に知らしめたのである。なお、当時の医薬品卸の営業担当者への質問——「緊急配送品で、1回あたり5,200円の営業利益を見込める配送が存在するか？」に対する回答がすべてを物語っている。

「100%調べてはいないが、おそらく存在しないだろう…」

なぜこのようなことになったのか？ 「利益を出せない商取引を

要求する顧客は神様ではない！取引は断って当然」という、小学生でも理解できる至極「当たり前」なことよりも、不合理な商慣行が「当たり前」のこととしてまかり通っていた時代であった。これは「誰か」が悪いから起きたのではなく、製薬企業、医薬品卸、薬局のそれぞれに「甘え」の構造があり、かつ、「誰かが何とかしてくれるだろう」という、自身に都合の良い予測によってすべてが動いていたためである。

　果たして、処方箋に指定された医薬品以外に代替医薬品が存在せず、緊急配送しなければならない事態などが起こりうるのか？　といった根本的疑問もある。もちろん、救急救命のための医薬品であれば緊急配送も頷けるし、それが医薬品卸の責任でもあるといえる。しかし、そうではない場合、もし医師が指定した処方薬が薬局になければ、処方した医師に対し、在庫がある代替医薬品の提案をすることが薬剤師の仕事であって然るべきである。それをパスして、医薬品卸に緊急配送を命じる――そこには薬剤師として、プロフェッショナルとしてのプライドはない。単に医師の下請け機関としての薬局と、下請け機能としての薬剤師が存在するだけである。

　しかし、商慣行には伝統として守り、残したいものもある。「御用聞き」などはまさにその典型であろう。本当に必要なものを家庭の台所で尋ね、お徳な商品の販売も行う――今風に言うなら、まさにワンストップショッピングである。酒屋のサブちゃんに頼めば日常生活に必要なものはほとんど揃う。これほど消費者本位の営業はないだろう。ネットショップよりもはるかにきめ細かく、家庭内事情に通じ、さらに対面であるから買い手の顔色や体調まで知ることができる。ネットショップはいわば御用聞きのコピーかもしれないと思うほどである。

　ところが、それが医薬品卸の販売営業では、本業以外の「なんでも屋」が求められた。古い話だが、医師の「奥様」に気に入られる

ことで営業成績を伸ばすといった競争が起きたのである。ペットの散歩、洗車、庭掃除、夕食のお買い物…などなど、まるで笑い話だが、これは競争ではなく、さながら狂騒であった。そして、強いられる価格競争——医薬品卸という業種に就職したはずだった…医薬品卸の販売営業とは Marketing Specialist と呼ばれる職業ではなかったのか…？ 理想と現実に落差を感じて辞めていく者も多かった。「これが商慣行なのか？」との想いとは裏腹に、それでも競争（狂騒）はどんどんエスカレートしていった——なんでも競争、便利屋競争——医療廃棄物の処理を引き受け、その見返りに業績を伸ばしたことが誇らしく語られたこともあったが、結局処理しきれず、海岸に廃棄して社会問題にもなった。

　頻回配送もその延長だった。医薬品卸は顧客（薬局）にきちんと在庫管理させることよりも、「いつでも配送に行きますから」と、配送競争の道を選んでしまった。電話で注文を受ける時、何故か「お急ぎですか？」と聞いてしまう——当然「じゃあ急いで」となる。気を利かしたつもりが自分の首を締め始めた。このサービスを止めると、シェアを他社に奪われるかもしれないという恐怖感、止められない悪循環——「経営は科学である」とまことしやかに言われながら——である。

　こうなってしまった背景には、医薬品卸と製薬企業との関係が影響していた。「利益はメーカーからいただくもの」が前提であった商取引意識——しかし、製薬企業に対して医薬品卸が仕切り価格やリベート、悪しき習慣となったアロワンス（協賛金）について交渉することはきわめて困難であった。

　「プロダクトアウト型からマーケティングイン型へ」などと言葉は躍った。しかし、医薬品卸が生き残れるだけのフィーのせめてその半分でも、顧客（薬局）から支払ってもらえるようになるには相当な時間が必要であった。

そして、ついに時代は古い商慣行に別れを告げる局面を迎えたのである。

8. 20××年——ある日の光景

○月×日、午前6時——A社の東北州薬局販路総括責任者であるKさんは、今日納品を予定している約800の薬局の納品情報、支払いのためのクレジット情報等に目を通しながら、クレジットカードの期限切れ3ヵ月前の警告ランプが点灯している薬局に対し、クレジットカードをA社発行のカードに切り替えると、さらに割引率が改善する旨のレターを電子納品請求書に添付する準備を始めた。

2012年当時、ここ北海道、東北6県に約6,500軒あった薬局も、今は他の州区と同様、統合によって減少し、2,500軒あまりとなっている。Kさんは本日納品する薬局へのルートを確認し、納品指定住所をランダムにチェックしてGOサインを出した。最短物流センターで深夜にピッキング〜パッケージされた納品ボックスが、配送ルート順に輸送トラックへ格納される。

薬のピッキングの95％は、高度センサー搭載のロボットによって行われており、輸送トラックはGPS誘導の無人トラックで、配送先までの最短最速のコースを選択することができる。配送先の薬局には、あらかじめ認証登録された担当者がおり、虹彩認証と顧客IDによって納品ボックスを受け取る仕組みとなっている。また、薬局側の担当者のモバイル端末には、本日納品を予定している品目データのQRコードが事前に送付されていて、納品ボックスに添付されたQRコードと照合することで、誤配等のトラブルは起こらない。なお、納品回数は1日1回が原則であり、頻度は1日2回まで変更できるものの、すべて契約書によって確認され、当然有償である。救命救急時の緊急配送にも対応することは可能であるが、それは救命救急を主たる目的とした高度医療機関に限定され、当然ながら薬局

はその対象外である

　支払い方法も変わった。薬局の担当者が納品ボックスにクレジットカードを投入し、支払いが完了すると納品ボックスのロックが外れる仕組みとなっている。つまり、これまでのような「請求締切日から起算して60日後の支払い」といった商慣行はなく、電子化によって納品書と請求書が一本化され、そのつど精算するというパターンになった。なお、医薬品の取引は高額であるため、今でもクレジットカードによる支払いが主流だが、個人の場合、一定額以下の支払いでは虹彩認証払いが一般的となった。

　2010年代中頃まで、「コストパフォーマンスが出ない」という理由で敬遠されてきたRFID（Radio Frequency Identifier：電磁波による識別技術）は、当時、アメリカではCorresponderと呼ばれ、用途といえば性犯罪者の識別などであった。しかし、それがさまざまな情報技術の革新と同調するように、その利用方法も広がり、無人サービスの急拡大など、必然性の高まりによってコストも大幅に下がり、あわせて追加の書き込みや上書きも可能という技術の進歩も相俟って、現在では工場出荷されるほぼすべての製品につき、一包装単位で利用されるようになった。特に医薬品の場合、工場から患者までの完全なトレーサビリティが実現した点は、物流コスト等の軽減とあわせて大きな恩恵であったといえるだろう。

9. 日本型新医療システム

　今や世界最先端の超高齢化国家となった日本は、健康保険の民営化に踏み切ったとはいえ、完全なアメリカ型とはならず、高齢者にも許容される健康保険を前提とした日本独自の民営化を進めてきた。アメリカ型のマネージドケアの根幹は「人頭払い方式」である。これは、被保険者が保険会社の指定する医師の選択リストをマッチング媒介として、最適と思われる主治医を選ぶと、保険会社がこの

医師に対し、契約を求めた被保険者数に応じて月々に一定金額を支払う方式である。医師からすると、患者が来院しなければしないほどコストがかからず、収益性は増すことになる。このアルゴリズムでは、医師ができるかぎり患者とのアクセスを制限する動きにつながっていくおそれがあり、かつて医療のフリーアクセスを保証していた日本では、受け入れ難いのではとの懸念があった。また、それまでの国民皆保険制度やフリーアクセスは、日本を世界トップクラスの長寿国にしたという、それぞれのセクターの自負もあったから、それらを全面的に否定せず、緩やかなマネージドケアを選択するに至った経緯があった。それは国民皆保険の下で認められていたフリーアクセスの医療から、全面的に制限を受けるアメリカ型マネージドケアへの転換ではなく、契約する主治医、いわゆるかかりつけ医（ファミリードクター）は決めるものの、患者の利便性を優先したワンストップショッピングの医療供給を可能にするメディカルセンター型の医療施設を、人口とアクセスの距離/時間に応じて計画的に設立し、古い医療供給インフラのスクラップ＆ビルドを図ることによって達成された。

また、大学の医学部や医科大学は全面的に国営化されて授業料は免除となり、その反対給付で、医師の地域偏在、診療科偏在が徐々に解消され出したことも、このメディカルセンター構想に欠かせないファクターとなった。なお、これらのコストも、すべて民営化された健康保険によって賄うことができた。

この時代の医学界では、専門医制度導入後の医師が主力であった。かつての日本では、高度な専門医制度は医師の中に階級を作るという考え方が主流で、高度専門医制度の導入には慎重であったが、50歳以下の医師の多くは、世界の医療と同水準の医療を提供するためには、高度専門医制度は必要であるとの意識をもっていた。そこに医療保険制度の民営化が起き、それにともなって医療サービ

スは劇的に変化した。ICDコードの導入などによって日本の医療の質が世界と比較されるようになり、高度専門医制度の導入が一気に進んだ。

この高度専門医制度では、ガン専門医にならなければガン治療ができず、抗ガン剤の処方も許可されないというルールを生み（アメリカでは20世紀後半から当然のことであったが…）、高額なスペシャリティ医薬品での治療を、一方では質を担保し、他方では乱用を防止することで医療費の爆発を抑止するという作用を発揮した。

例えば、ガン専門医になるためには、医師の国家試験合格後、4ないし5年間の専門病院での教育、訓練、実習を経て、指導医の許可があってはじめてガン治療専門医ボードのテストを受けることができる。このボードイグザム（examination）が非常に難関であり、このシステムのおかげで、日本の医師の質は一気に世界的に認められるようになった（ただし、このような専門医になるためのシステムは、21世紀初頭のアメリカでは完全に確立していた）。そして、大学の医学部や医科大学の国有化の実施により、能力があるにもかかわらず、経済的な理由で医師を目指すことを断念していた多くの者に新しい可能性が開かれることとなった。

医師はICDコードに沿って患者に診断を下し、必要に応じて患者の遺伝子情報をベースにして、スペシャリティ医薬品企業にオーダーメイド医薬品を発注する。製造予定スケジュールと医師、患者、さらに投薬治療後のフォローアップを担当する薬剤師（スペシャリティ薬剤師）のスケジュールを調整するのは、もちろん医師の電子秘書である（この時代、医師のような専門職にはほとんど例外なく電子秘書が付くこととなっている）。専門職の生産性が、社会経済の活性化要因の中でも強く認識される時代になったのである。

治療予定日が決定されると、スペシャリティ医薬品企業は、治療当日の指定された時間までにJIT（Just in Time）で治療場所（治療

スイートと呼ばれるスペシャリティ治療専門施設、あるいは患者が在宅を希望した場合は患者宅）にスペシャリティ医薬品が届くように手配を行う。Hospital without Wall（壁のない病院：病院という形式にこだわらないとの意）という名称は、病院と同等同質の医療が受けられるようになったことによって命名された。そして、この流通を担うのはスペシャリティ薬局である。

　スペシャリティ薬局の前身は、2020年頃までにアメリカで確立された、主にオーファンドラッグあるいはウルトラオーファンドラッグを専門に扱う薬局であったが、スペシャリティ医薬品＝カスタムメイド型医薬品が数多く開発された結果、全く新しい医薬品流通小売の融合組織が必要となったことで誕生した。この当時は流通小売の革命が起きていた頃でもあったが、その旗手の1つはamazonであった。amazon effectという流行語を生んだ同社の大躍進は周知の事実であり、今さら説明の必要はないだろう。2017年頃から2018年にかけて、全米で医薬品流通業の免許取得に動いたことと、さらにピルパックという、処方薬やビタミン剤の宅配サービスを手がける企業を買収したことは、その中でも特筆すべき事柄であった。amazonが持っている膨大な消費者情報が、医療用医薬品に利用されるとどうなるのか？　あらゆる業界がその行方を見守った。結果は流通と小売の融合という形となって現れた。それは医薬品流通と小売は無関係には存在できないことを意味していた。流通小売を通してオペレーションのステップは極小化され、医療用医薬品の流通小売コストはさらに圧縮された。当然ながら消費者はそれを歓迎した。

10. スペシャリティと新薬剤師

　医療用医薬品の流通革命は、医薬品卸の高度な流通技術をベースにして生まれた。A社は日本の医薬品卸の中でも、特に将来の人口

減少をふまえて、医薬品物流の技術を当時としては世界最高水準にまで高めており、中でも物流センターのロボット化、無人化は、世界でも注目されていた。そして、その技術はさらに進化し、医薬品流通と小売を一体化した最先端技術として、A社は今も世界から注目を集めている。

もともと購入側は、医薬品卸をシングルベンダーとして活用するようになっていた訳であるが、例えば、メディカルセンターで高額なスペシャリティ医薬品の需要がある場合、スペシャリティ医薬品とコモディティ医薬品を別ルートで調達するのは、シングルベンダー化とは相容れない方法であり、スペシャリティ医薬品を流通する機能と、コモディティ医薬品を流通する機能を一体化することが必然であった。そういう意味において、もともとのスペシャリティ薬局は、医薬品卸と一体化することでさらなる発展を続けることができるのである。

では、スペシャリティ薬剤師はどうか、21世紀初頭までの日本の薬剤師の主たる業務であった調剤は、今やそのほとんどがロボットと薬剤専門技術者が担うようになり、薬剤師は対患者、薬物療法の専門家を目指すことが当然の流れとなった。

大学制度も大きく改革され、高校卒業時にメジャーとなる学部を選ぶというこれまでの世界の非常識から、例えば、広く科学を選ぶ者、社会学を選ぶ者というように、将来に向かって高度な専門家の準備を十分に行える世界標準の形に変わった。

そして、学士入学した薬学部では、1年目は薬学の知識はなくとも、人間観察やコミュニケーションはまさに臨床ベースで学べることから、医療スタッフの一員として、責任をもって患者からの聴き取り（アドヒアランス）を行い、個々のデータを集積して分析や学生間でのデータ交換、共有など、将来薬剤師になってからどのような仕事をするのか？　あるいはできるのか？　を問うカリキュラム

に大きく改革された。また、大型薬局の経営者として耐えられる医療経営学や、コミュニティ活動の中で患者中心の医療を展開するオーガナイザー、コーディネーター等になるためのマネジメントは必修科目となった。

　薬学部で2ないし3年間の学習、研修、臨床を経て、薬剤師国家試験に挑戦する。試験科目の大半は、医療現場で経験した臨床例の発表であり、採点はAIによって綿密に行われる。さらに、医療経営学が試験科目に加えられ、実際のケーススタディーをベースに解決、改善提案についても発表しなければならない。国家試験に合格、すなわち薬剤師資格を取得すると、最初の1年間はインターンシップを活用して、推薦を受けた医療現場で研修を兼ねた訓練を繰り返し、卒業後の最適就労ポジションを決めることになる。

　卒業後の進路も大きく変わった。かつての就職先といえば、病院、薬局、製薬企業等であったが、今は保険会社と契約し、患者との直接的コミュニケーションを通じて、処方医に対して処方設計のアドバイスをする「コンサルタント薬剤師」、スペシャリティ医薬品企業と契約し、急拡大したスペシャリティ医薬品での患者の治療を専門医に代わってフォローする「スペシャリティ薬剤師」、地域活動に魅力を感じ、地域大型薬局と契約して患者一人ひとりのための薬物療法を推進し、見守る「コミュニティ薬剤師」の他、ITやロボット技術の改善に取り組む者なども現れ、非常に多岐にわたるようになった。

　この時代には、「薬局は果たして必要か否か？」、「薬剤師は社会から求められる存在か否か？」といった21世紀初頭の議論はどこにもない。薬剤師国家資格も、かつては永久ライセンスだったが、現在では3年に一度の更新試験が実施されている。必ずしも患者に直接関わっていなくても、それぞれの立場に応じた、よりクリニカルな試験問題が出題される。また、資格を取得してから3年間の薬物療

法の進歩を正しくフォローできているか、さらにそれぞれの職域の立場で、全体をリードできる能力を発揮できているかといった事項も考慮されるが、これには職場や地域からの推薦が必要とされている。もはや「薬剤師」は、これまでの狭い世界の住人から、医療全体への実質的な貢献が求められる存在となったのである。

今や薬剤師の多くはマルチタレント、マルチライセンスとなり、今では薬剤師単独の業務に従事している者はほとんどいない。例えば、行動科学、人間学、栄養学、臨床心理学等を修めている薬剤師であれば、かつて「負の遺産」と呼ばれた超高齢化社会の医療と介護という一大産業の中で、地域にも産業にも必要不可欠な存在となっている。

「アメリカでは、尊敬される職業のトップである薬剤師が、なぜ日本では地位が低いのか？」という愚問——それは、薬剤師自身の「不当に評価されている」というマイナス思考の産物でもあり、医師の下請け機能（ディスペンシングマシーン）として、薬を薬袋に詰めるだけの仕事しかしてこなかったことの当然の結果であった。そして、そのことに気づくためには、大きな社会変動、ある意味での革命的変化が必要であった。

過去にこんな標語があった——「かかりつけ薬剤師を持ちましょう」——そうではない。本当は——「私をあなたの『かかりつけ薬剤師』にしてください。私はかかりつけ薬剤師として、こんなことができます」——なのである。

11. 振り返れば…

医療・医薬品業界の地殻変動——Kさんを含め、6人だけとなったA社の薬局販路総括責任者——しかし、Kさんの仕事はこれだけにとどまらない。帰宅後、Kさんは電子秘書からのメッセージを確認しながら、今日のスケジュールを洗い直した。

午前10時からのアポイントメントでは、A社が組織化した薬局グループBPPとのマーケティング戦略会議がネットで行われた。その会議資料はすでにKさんのタブレットに到着しており、音声で要点を要求するとともに、Kさんの分析メソッドで問題点を整理するよう指示を出した。この時代、マンマシンインターフェイスは、ほぼ完全に音声によって行われ、Kさんの電子秘書は彼のすべての言語、略語、その他を把握、理解している。

　ミーティングは非常にエキサイティングであった。新しく投入した調剤ロボットが24時間フル稼動することで、ほぼすべての薬局で生産性が30％上昇したのである。これにより実店舗数をさらに削減し、より多くの薬剤師をコミュニティに投入できる。専門医が不足する中、医療AIで武装した薬剤師へのニーズはますます高まり、スペシャリティ医薬品企業は、投薬後の患者情報をほぼ薬剤師に依存していたから、今やコミュニティ・スペシャリティ薬剤師は引っ張りダコである。特にA社は医療AIの先駆者であり、同時にそれを薬剤師に展開し、定評のある教育研修システムによって目覚ましい成果を上げている。遺伝子に働きかけるスペシャリティ医薬品が開発されて以降、薬物療法は画期的進化を遂げ、医療を新しい時代、次元に突入させた。

　劇的な変化を起こした医薬品業界であったが、BPPのリーダーの1人であるTさんには、さらに見果てぬ夢があった。それは約6,000軒のまだ「薬局」と呼ばれる実店舗を、患者や医師、薬剤師、その他地域で活動する医療従事者の情報基地として残し、旧来の薬局のビジネスモデルを根底から変えるというものである。スペシャリティ医薬品であれ、コモディティ医薬品であれ、薬局が医薬品を患者に供給することだけに特化するのであれば、A社の全国6拠点にある物流センターの附属部門として、あるいは究極的に6ヵ所の巨大なディスペンスセンターとして統合することをTさんは考えて

第4章 フィクション20××年

いた。

現在、Tさんの所属するBPP全体で日本の総人口の約40%をカバーしているが、Tさんはその顧客をもっと深く分析して、最適なディスペンスセンターの配置と、患者への供給システムを構築しようと思い立ち、友人でもあるA社のKさんに相談することにした。TさんとKさんは、20年近く前に、アメリカの医療、医薬品市場の研究プロジェクトで、1年間ロサンゼルスに滞在し、南カリフォルニア大学の協力チームで一緒に学んだ間柄であった。

その当時、アメリカの医療は、保険会社が被保険者をすべて自社の医療サービスの中で完結させる動きが表面化していた時代でもあった。

例えば、カイザーパーマネンテである。もとはカイザー産業という、カリフォルニア州を中心に土木、建築、造船、鉄鋼を展開していたHenry Kaiserと、新しい医療提供体制を研究していた医師のSidney Garfieldによって構想、設立されたマネージドケア組織を前身としており、現在はカリフォルニア州最大の健康保険会社として、会員数（被保険者数）約1,000万人の規模を誇っている。

カイザー産業は、ルーズベルト大統領が掲げたニューディール政策の一環であったフーバーダム*の建設（1931〜1936年）に大きく貢献した企業としても知られている。その建設現場は、冬は摂氏マイナス10℃、夏は摂氏45℃を超える厳しい環境下にあったが、ここで働く労働者の健康管理は、工事を成功するためにもきわめて重要な事項であった。というのも、アメリカにおける土木建設工事は一般的に総工事請負契約であり、特に工期は、請け負ったカイザー産

---

*アリゾナ州とネバダ州の州境、コロラド川のブラック峡谷に位置する多目的ダム。当初の名称はボールダーダムであったが、1947年に、ハーバート・フーバー（着工当時の大統領）の名にちなんで改称された。コロラド川を堰き止めて造られた貯水池（ダム湖）のミード湖は、アメリカ一の人造湖である。

業からすると最重要課題の1つであった。そこで、労働者の健康管理を如何に行い、工事の安全性の確保と高い生産性の維持を図るための綿密な計画（プログラム）が必要となった。また、ニューディール政策は、世界恐慌後の不景気からの脱出を目指したものであり、フーバーダムの建設も失業者の雇用を目的としていたから、建設現場で働く労働者の年齢層もさまざまで、年齢別に健康管理をする必要もあった。

このような背景により、カイザー産業は労働者の健康管理を目的としたプログラム Health Maintenance Organization（HMO）を組織した。これは後年、マネージドケアと呼ばれるものの原型であり、この後もカイザーパーマネンテによって改良が加えられ、現在の形（マネージドケア）になっていったのである。これはまさに画期的なことであり、同時代にヨーロッパではナチス・ドイツ、アジアでは日本の帝国主義が台頭していたことを考えると、対照的で非常に興味深い。

カイザーパーマネンテは、保険、病院、医師のクリニックサービスをはじめ、薬局およびメールオーダー薬局を統合した組織であり、被保険者は同社が提供する医療ストラクチャーの中で、完全な医療のワンストップショッピングが可能になっている。

つまり、カイザーパーマネンテの扱う商品はマネージドケア保険であり、被保険者は同社が契約している医師の中から、1人の医師を自分の契約医師として登録し、如何なる医療サービスを受ける場合も、この契約医師をゲートキーパーとして通過しなければならない。これには一定の制限はあるものの、完全な「かかりつけ医師」といえる。そして、この医師と同社の持っている医療情報システムが一体となり、一人ひとりの患者に対して最も効率的、効果的で、かつ経済的な医療が提供されるのである。過去の日本の国民皆保険、フリーアクセスの医療が、アメリカでは形を変えて当たり前の

こととなっていた。

　Tさんは、このシステムが日本を救うと確信している。アメリカでは2014年のオバマケアの導入以後、電子処方箋が数年でほぼ100%近くまで普及し、薬局のオペレーションが合理化されていった事実をふまえつつ、Tさんがアメリカで見聞したカイザーパーマネンテをはじめとする大手の保険会社が、医師が書く処方箋を1回ごとに、薬物相互作用、重複投与、ドーズ、患者副作用歴等の面から瞬時にチェックするのは、すべて患者の安全性を確保するためであるということを痛感させられた。改めてTさんは、日本は変わらなければならないことを強く意識したのである。

　メールオーダー薬局の生産性の高さは驚異的であった。もはやこれは、薬局という名のオートメーション工場である。大型調剤ロボットが、日本では薬剤師が主たる業務としている調剤業務を24時間フル稼動で行っている。アメリカの薬剤師の場合、調剤一行あたりのプロフェッショナルフィー（日本の調剤技術料）は、わずか約200円であるが、薬剤師1人あたりが1日に稼ぎ出すプロフェッショナルフィーは、日本円で20万円を軽々と超える。一方、日本では、仮にオートメーション機能をフル稼動させても、稼ぎは8万円がせいぜいだろう（処方箋40枚/日の員数制限という、生産性を無視した規制が原因である）。つまり、大半の薬局はその半分そこそこの位置におり、この彼我の差は、国民の負担の差となって現れている。Tさんは、その現実をもっと被保険者、患者、社会に知らせていかなければならないと感じている（先述したように、この員数制限は撤廃されることになるのだが、これはどれほどTさんと同じ考えをもつ人が多かったかの証左でもあった）。

　数字で比較すると、その差がさらに歴然としてくる。

　医師数については、人口1,000人あたりのデータが示すとおり、妥当な数字であると考えられるが、薬剤師数については、対人口比

	人口	医師数	薬剤師数
日本	1億2,657万人（2017年）	295,049人（2015年 OECD）※人口1,000人あたり：2.297人	276,513人（2015年 OECD）※人口1,000人あたり：2.153人
アメリカ	3億2,197万人	767,782人 ※人口1,000人あたり：2.442人	275,000人 ※人口1,000人あたり：0.881人

で約2.5倍となっている。これを調剤技術料（プロフェッショナルフィー）で比較してみると、アメリカでは調剤1行あたり約4ドル（400円）であるから、処方箋1枚に換算（日本の処方箋1枚あたりの調剤行数は約3.5行）すると、約1,400円ということになる。一方、日本の場合は処方箋1枚あたり約2,200円前後（一般的な調剤における処方箋料、調剤料、調剤技術料、薬剤服用歴管理指導料の合計）となり、日本の方がアメリカより約1.5倍高くなる。つまり、日本はアメリカに比べて、人口あたり約3倍もいる薬剤師に対し、アメリカの約1.5倍の報酬を支払っていることになる。そしてそれは、医療財源と国民の直接の負担に依っている。

　実は「答」は見えていたのである。

12. システムは川下から

　日本が、健康保険制度の崩壊を迎えた時、多くの国民はそれを悲劇として受け止めた。それは日本人のDNAにまで染み込んだ「お上」意識のなせる技がそうさせたのだろう。しかし、国民からすれば「コスト」であった健康保険財源は、保険産業からすると巨大な「金融資産」であり、5％の節約が巨額の利益を生み出すことを知っていた保険産業側は、日本の歴史上最大の規制緩和として医療保険

制度の破綻を受け止め、諸外国の保険プランを十分に研究したうえで、医療保険制度の民営化にあたって、その参入条件を満たすさまざまな選択肢——「保険プラン」を販売した。マーケティング効果も相俟って、国民の不安が歓迎に変わっていくのにそれほど時間はかからなかった。また、医療保険制度の民営化は、医療産業の劇的な変化をはじめとしたさまざまな副次的効果を生み、長期にわたって続いたデフレまでも克服するに至った。

そして国民は、さらに利便性の高い医療供給を求め、PFP (Pay for Performance) が医療サービスにも広がり、消費者である国民は、自分に最適な医療と保険の組み合わせを選択できるよう、賢い消費者となるための学習を始めたのである。当然ながら、この行動は年金にも波及し、政治や政府に対して、国民は最適サイズとコストの相関を求めるようになった。これはまさに「小さな政府」の誕生であった。すべてを「お上」に委ねていた律令制1,000年の歴史から目覚めた日本は、人口減少に見合った、そして社会コストを最小限に抑えた未来国家へと変貌していったのである。

国民の目線は、当然ながら医療の一翼を担うA社やBPPにも向けられている。消費者とは直接対面しない医薬品卸も、IT社会の活性化とは無縁ではなく、SNSを利用して一般消費者とのコミュニケーションにも門戸を開くようになった。特に全自動物流センターは人気が高く、多くの学校が修学旅行のプログラムに入れるほどであった。一般消費者の素朴な疑問などから、今まで気づかなかったシステムの改善案などのヒントが得られることもあり、それはIT社会が成熟を迎えつつあることの証査でもあった。

システムは川下から作られる。川下に最大のメリットがあるからこそ、システムは社会に貢献していると言われる。ところが昔はその逆で、企業組織であれば、まず川上の「管理ありき」から始まり、そのためのデータを川下に求めてくる。川上が求めるデータは多岐

にわたっており、入力のために長時間の残業が発生してコストが増加するといった、今となっては笑い話みたいなことが当たり前のように起きていた。

また、顧客支援システム（のようなもの）が登場しても、名目上は「顧客のために」なのだが、顧客を知らない、かつ顧客を考えないシステムが大量に生み出された時代でもあった。さらに、似たようなシステムが、まるで競争のごとく複数の企業によって生産された。時間とコストの膨大な無駄——産業という視点のない開発競争時代が長く続いた。

医薬品卸同士の競争の終焉——それは配送競争を続けられなくなった時に始まった。これまでの、1日2回の定期配送を4回にすれば競争優位に立てる…という錯覚。さらに加熱する配送サービス合戦——「お急ぎの場合はバイクで配達します」、「急配はどんな場合でも受け付けます」——しかも、おまけに返品を受けた。時にはメーカー返品ができないものまで引き受ける——そんなことが多々あった。月末に一斉返品があって、翌日には同じものを納品する——膨大な事務の手間。そんな環境では、顧客（薬局）が在庫管理などするはずもない。頼めばいつでも持って来る、注文数を間違えても返品すれば良い、月末在庫設定（予算）をオーバーしても返品すれば良い…医薬品卸が配送競争を繰り広げた結果、薬局の在庫管理システムは機能不全に陥った——あるいはそれすら気づかないケースさえあった——果たしてどちらが犠牲者だったのだろうか？

13. それは日本で…

○年前に日本で健康保険の運営が民営化された直後、KさんとTさんの元に南カリフォルニア大学のEdward教授からメールが届いた。「Spencer」というプラットホーム（患者宅に設置するロボット）の商品説明書が添付されていた。KさんとTさんは同時に「これ

だ！」と思った。患者宅での薬の在庫管理——ネットワークの川下にこのロボットを置くことで、薬局の在庫管理のあり方は根本から変えられる。患者の服薬コンプライアンスは非常に重要であり、医療コストに敏感な保険会社は、薬剤費の無駄という観点のみならず、特にQOLの維持に重点が置かれた処方に対し、患者がスケジュールどおり薬を服用しているかどうかにも細心の注意を払っている。

　それは処方設計の妥当性を検証し、追加処方の発生を防止するためにも非常に重要である。最も川下である患者が、薬の在庫を管理するためには、患者宅にどの時点で次回の処方薬を配送すれば良いのかを知ることであり、そうなると川中（薬局）と川上（医薬品卸）の行動も大きく変わることとなる。仮にそれがスペシャリティ医薬品のような高額、かつオーダーメイドなものであっても同様である。このサプライチェーン、ないしはバリューチェーンは、製薬企業の生産、医薬品卸の物流センターのあり方、薬局への供給、患者宅への配送といったすべての面で好循環と高い生産性をもたらすだろう。

　「Spencer」はネットワークに繋ぐことが前提だが、リモートコントロール操作が可能であり、その後、日本で大きく改良され、患者と会話することもできるようになった。さらに、定時に服用する薬を出す機能の他、「服用確認」を口頭あるいは確認スイッチによって行う機能が追加された。もし、「服用確認」を忘れた場合、次回服用時に重複服用や、その時間に服用してはいけない薬を服用するおそれがあるため、そこは地域を定期巡回している薬剤師ないしは補助者が患者宅を訪問し、確認する仕組みが構築された。このような安全装置によって、さらにきめ細かな患者サービスが展開できるようになり、これまで「多すぎる」と思われていた薬剤師は、こうした薬物療法の進化に伴い、患者サービスを充実させるための大きな役

割を担うことになったのである。

　これらの巡回薬剤師や補助者は、基本的には保険会社と契約するが、いわゆるコンサルタント薬剤師でありながら、さらに患者のそばで臨床薬剤師としても活動する彼らは、薬剤師の評価を大きく変えることにも貢献した。

　また、患者が必要な医療、特に薬物療法を求めている場合、それがカスタムメイド療法であればなおさらだが、当該患者のスケジュールはもちろん、治療施設（治療スイートや患者宅）、医師、スペシャリティ薬剤師をはじめ、その他必要な医療従事者のスケジュールをマッチングさせたJITデリバリーが行われるようになった。その一方、QOLの維持や、軽度の痛みなどをコントロールするような薬物療法であれば、当該患者の服薬は、保険会社の情報システムによって完全にコントロールされているので、ごく少数の例外を除き、患者宅の薬の在庫が2日分の段階で、すべての患者宅に薬が配送されるようになった。さらに、配送後1時間以内に担当薬剤師から連絡があり、必要なコンサルテーションを受けるが、これも最近は徐々にロボット化されており、電子秘書に近い機能のロボットと会話する機会も増えてきている。

　このようなさらなるインフォメーション・テクノロジーの進化と、治療スイートや在宅のスペシャリティ薬物療法が増加する中、スペシャリティ薬剤師へのニーズもますます高まり、コミュニティへの薬剤師の投入がA社とBPPの最大課題となった。

　この構想はKさんの業務にも大きく影響する。薬局各店舗への配送は合理化されて、ほぼ自動化しているが、それすらも不要になるからである。しかし、A社の物流センターが巨大な在庫機能をもった薬局になることで、すでに高度な自動化を成し遂げた物流センターと、ほぼ自動化された薬局の業務の一体化は、まさに夢のプロジェクトである。これが現実化すれば、患者は電子処方箋を送る時

第4章　フィクション20××年

に、薬を自宅で受け取るか、あるいは最寄りの薬局で受け取るかを選択するだけで、集中調剤センターから最適な方法で患者に薬が届けられるようになる。集中調剤センターの下流に、どのような配置でどれくらいの数のハブを持てば良いか？　あるいはどのような機能のハブにすれば良いか？　また、この配送における最適なパートナーは誰か？　考えられるハブの数が、現在配送している薬局の数％になったとしても、配送階層が増えることへのデメリットは何か？　…得られる収益予測をさらに細部にわたって検討する必要があるとKさんは結論づけた。

BPPの素晴らしい進化は、今や産業のみならず、社会を変革するほどの力になり始めた。Kさんは、彼がA社に入社して以来の25年間を振り返り、大きな感慨にふけるのであった。

A社は革新的医薬品卸として、日本の医薬品産業の中では常に注目されてきた。全自動の物流センターに挑戦し、顧客支援システムに社運を賭けた。その結果、世界からも注目を浴びる企業にまで成長した。そうした挑戦的思考をさらに磨き、21世紀中葉の全産業の中で確固たる地位を築くというのが会社の方針である。社長は「そのための挑戦ならば一切躊躇しない！」と内外に宣言している。この明確なトップの宣言は、当然ながら多くの人材を外部から呼び寄せる力になるのと同時に、内部からも多くの人材が発掘される好循環を生んでいる。（消費者との）経験を知恵に変える、そして知恵をエネルギーに変え、システムに変え、また消費者に聴く――「輿論を起こして輿論に聴く」の鉄則である。最先端を自負するとともに、歴史に学ぶA社の社風は、Kさんにとって新鮮な空気を感じさせた。A社に入社以来、Kさんはキャリアを積んで現在に至っているが、Kさんはこれからの挑戦を、国内と海外に分けて考えている。

21世紀初頭には新興国といわれた国々も、そのほとんどが社会の高齢化、ひいては超高齢化に苦しんでおり、基礎となる人口の多さ

がさらに問題を深刻化している。高齢化社会というのは、率もさることながら、絶対数が非常に大きな意味をもつ。「数」は「コスト」——1億人の40％、15億人の10％…。このコストの総額を考えること——それこそが問題に切り込むスタンスなのである。

　近未来の医療産業の革命的変化が、新しい日本を創り出す——「ありそうな」いや「あって欲しい」社会。後は読者の皆さんのさらなる想像で…。

あとがき

　「第4章　フィクション20××年」を書きたくて再びgoogle documentを開けて書き出した。

　編集者からはあまり好評ではないような感じを受けつつも、勢いで押し切ってしまった。

　途中の停滞もあり、このあとがきを書いているのは、あと3か月で古希を迎える2019年3月である。随分爺さまになったなぁという思いと、時々の腰痛で脚を引きずる以外は、1日15,000歩目標のウォーキングを続けられる体力を残している。

　それよりも約4年かけてゆっくり減量に取り組み、83キロの体重を68キロに落とした。中学生の時以来の体重で非常に快適である。食生活を改善したことが成功の秘訣である。納豆、豆腐、キムチに非常にお世話になった。もう一つは半身浴である。時間をかけてお風呂に入るのを助けてくれたのは、日頃からの乱読である。本はお風呂で読む、がこの4年間の新しい習慣になった。

　2007年末の悪性リンパ腫発症、2008年2月から7か月、合計12回の抗がん剤治療を終え、10年を超えて普通に暮らせていることのありがたさ。若きオリンピックスイマーの白血病発症に驚き、抗がん剤治療に耐えるために笑って暮らすことを思い出した。

　これからも笑って暮らそう。多くの仲間、友人、知人そして家族、みんなありがとう。

2019年　弥生
藤長　義二

〈著者略歴〉

藤長　義二（ふじなが　よしじ）

1949 年　福井県敦賀市に生まれる。

1975 年　JMF（Japan Medical Forum）事務局と契約。
1985 年　JMF 解散。この頃より、病院経営コンサルタントとしての活動を開始。
1986 年　日本電気株式会社（NEC）とコンサルタント契約（〜2019 年現在）。
1988 年　NHI（Nihon Health Industory）株式会社とコンサルタント契約（〜2019 年）。
1991 年　MaKesson 社とコンサルタント契約。
1993 年　Medco 社とコンサルタント契約。
1995 年　Mississippi 大学薬学部客員教授（〜2019 年現在）。
1997 年　東邦薬品株式会社（現　東邦ホールディングス株式会社）とコンサルタント契約（〜2019 年現在）。
※その他アドバイザー契約多数。

直近では 2018 年 12 月に龍泉(タツミ)イノベーション株式会社を友人と共同起業、新規ビジネスに挑戦中。

趣味　家族でゴルフ。

フリーランス独り旅 AGAIN

2019 年 4 月 25 日　発行

著　者　　藤長　義二
発　行　　株式会社　薬事日報社
　　　　　〒101-8648 東京都千代田区神田和泉町 1 番地
　　　　　電話 03-3862-2141　FAX 03-3866-8408
デザイン・印刷　　三報社印刷株式会社

Ⓒ2019 藤長義二
Printed in Japan.　ISBN978-4-8408-1489-8
落丁本・乱丁本はお取り替えします。
本書の無断複写は、著作権法上の例外を除き禁じられています。